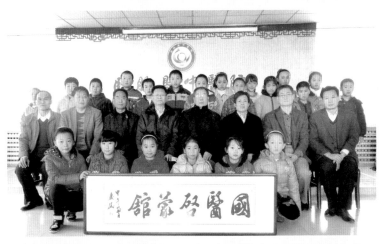

▲ 2014 年 12 月 13 日临朐县中医院国医启蒙馆第一期开班师生合影。国家级名老中医、山东省中医药大学尹常健教授担任名誉馆长，原临朐县委书记、潍坊市政协副主席王庆德题写馆名

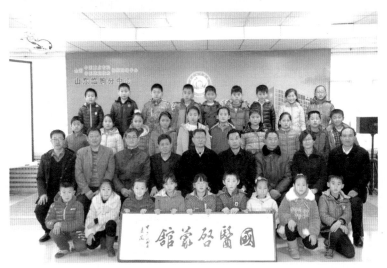

▲ 2016 年 1 月 17 日临朐县中医院国医启蒙馆第二期开班师生合影

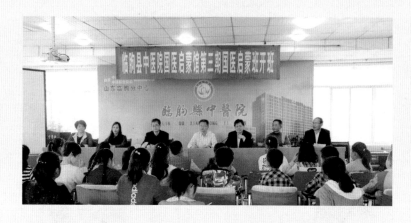

▲ 2017 年 4 月 15 日临朐县中医院国医启蒙馆第三期学生开学第一课

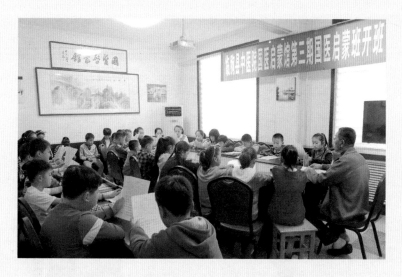

▲ 临朐县中医院国医启蒙馆课堂上学生认真听课

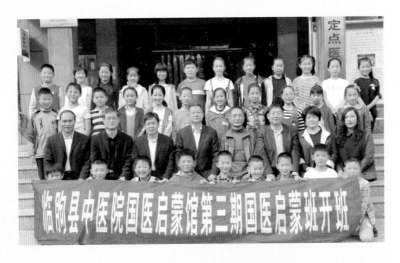

▲ 2017 年 4 月 15 日临朐县中医院国医启蒙馆第三期开班师生合影

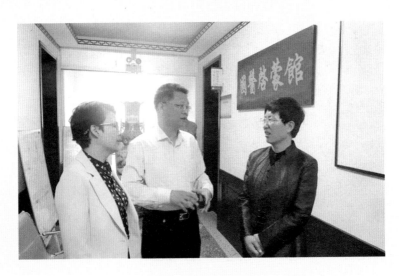

▲ 2015 年 4 月 27 日王随莲副省长来我院调研，现场查看国医启蒙馆

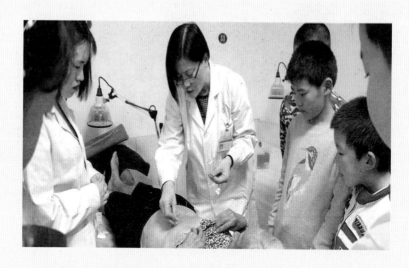

▲ 临朐县中医院国医启蒙馆学生到针灸康复科观摩针刺操作

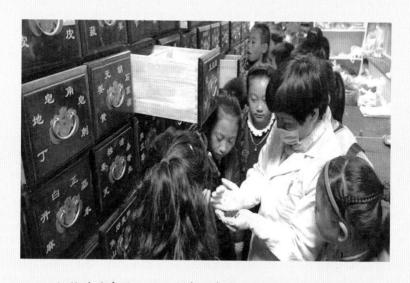

▲ 临朐县中医院国医启蒙馆学生到中药房辨识中药

总主编 谭波

编著 李培乾 刘冬梅

中医史上的那些人与事儿

國醫啟蒙 系列

中国健康传媒集团
中国医药科技出版社

内 容 提 要

　　本书根据中国历史的变迁发展过程，以人物为主线把祖国医学的发展分为六章进行简要的介绍，每一章又分为概述及著名医家、著作及轶事传奇两大部分。重点介绍每一个时期代表医家的学术思想、学术成就及主要著作。

图书在版编目（CIP）数据

　　中医史上的那些人与事儿 / 李培乾，刘冬梅编著 . — 北京：中国医药科技出版社，2018.3
　　（国医启蒙系列）
　　ISBN 978-7-5067-9898-3

　　Ⅰ . ①中… 　Ⅱ . ①李… ②刘… 　Ⅲ . ①中国医药学—医学史—普及读物 　Ⅳ . ① R-092

　　中国版本图书馆 CIP 数据核字（2018）第 013196 号

美术编辑　　陈君杞
版式设计　　也 在

出版　　**中国健康传媒集团** | 中国医药科技出版社
地址　　北京市海淀区文慧园北路甲 22 号
邮编　　100082
电话　　发行：010—62227427　　邮购：010—62236938
网址　　www.cmstp.com
规格　　880×1230mm $\frac{1}{32}$
印张　　5 $\frac{5}{8}$
字数　　84 千字
版次　　2018 年 3 月第 1 版
印次　　2023 年 10 月第 3 次印刷
印刷　　北京盛通印刷股份有限公司
经销　　全国各地新华书店
书号　　ISBN 978-7-5067-9898-3
定价　　**19.00 元**

丛书编委会

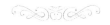

序

习近平总书记指出："中医药学凝聚着深邃的哲学智慧和中华民族几千年的健康养生理念及其实践经验，是中国古代科学的瑰宝，也是打开中华文明宝库的钥匙。"振兴中医、弘扬中华传统文化，成为我们中医人义不容辞的重任。

早在1929年，中医先贤在反对废除中医时，就喊出了"提倡中医以防文化侵略""提倡中药以防经济侵略"的先见之声，拥护中医就是保护我国的国粹。然而90年后，我们蓦然发现，西医在现代社会成为主流，并直接影响着人们的生活方式和思维模式，中医学仿佛成为了异类语言，人们无法听懂中医，必须用西医学加以解释，传统文化变成了"古董文化"。

我曾请教一位语言学家，世界上最难学的语言是何种语言，答曰：是汉语。那为什么我们3岁的小孩就能伶牙俐齿，老外在华5年却依然吐字不清呢？母语，我顿悟。原来我们几十年来，嘴里虽然说着汉语，但思想文化、思维方式、健康认知，早已被现代科学"母语化"了。不能抢占思想认知、思维方式的母语地位，弘扬传统文化、振兴中医就是一句空话。原来这些年我们一直"把自己当客人"。

我们3年前开设了国医启蒙馆，把四年级的学生组织起来，每周末半天（2个学时）学习中医文化，两年一期。开设了《内经》《药性赋》《经典医古文》《标幽赋》《中医基础知识》《中医史简介》等课程，以教授经典原文、死记硬背为主。我们惊讶地发现孩子们记忆力惊人，对古典文化和中医知识的认知没有难易之分，有时对古文的理解达到了我们学中医几十年都无法达到的境界，这可能有点进入"母语状态"了。

为了方便教学，我们对教材进行整理，编写了这套"国医启蒙系列"丛书，包括《内经选诵》（注音版）、《注解雷公药性赋》（注音版)、《图解标幽赋》（注音版）、《经典医古文诵读》（注音版）、《中医史上的那些人和事儿》《博大精深的中医之理》6册。同时我们把《医学三字经诵读　濒湖脉学诵读》（注音版）、《汤头歌诀诵读》（注音版）两册，列为学生课余选读教材。

中医渴望后继有人，国医启蒙馆的学生将来如果从事中医，将有一个良好的童子功，名医可出。即便他们将来不从医，从小用传统文化培根育苗，也将使他们裨益终生，如若能将中医文化思想的种子播撒社会，或将出治国上医！

谭　波
2017 年 6 月

编 写 说 明

在悠悠几千年的中国医学发展历史长河中，涌现出了许许多多的名医名家名著，这是我们宝贵的文化遗产，更是我们中华民族的骄傲。为了弘扬中医药文化，发展中医事业，使少年儿童了解熟悉中医学的发生发展历程及中医史上的那些人和事，培养年轻一代对中医学的兴趣，树立民族文化自信我们编写了本书。纵观整个中国医学史，中医学的发展与中国的历史变迁过程是密不可分的。我国社会发展一般按五种社会形态分期，即原始社会、奴隶社会、封建社会、半封建半殖民地社会以及社会主义社会。

根据中医发展的情况，奴隶社会以前，还没有较系统的理论体系，只有一些朴素的实践经验，而人们的疾病和生命大权主要掌握在所谓"巫医"手中，所以从原始社会到奴隶社会，虽然经过了约6500年的漫长历史，但从医学史上来说，最多只能算一个实践知识的积累阶段。从战国时代起，一直到鸦片战争发生，是我国的封建社会，这中间约 2300 多年，是中医由理论体系的形成到发展成熟的阶段。从战国到两汉是中医从理论到实践的奠基时期；从两汉到隋唐是实践医学进一步发展与丰富的时期；宋金元时期是中医理论深入发展的时期；明清至鸦片战争是中医理论与实践完全结合的成熟时期。鸦片战争以后，我国沦为半封建半殖民地社会，西医传入中国，形成中西医对立的阶段，部分医家进行了可贵的中西医汇通的尝试与努力。新中国成立后党和政府高度重视中医学，中医药得到了全新的发展。

本书以人物为主线把中医学的发展分为六个阶段进行简要的介绍，重点介绍每一个时期的名医名著。同时，结合学龄儿童的生理心理特点，为增强趣味性，添加了部分历史名医的逸闻趣事，希望对学员的学习有所裨益。

由于我们的水平有限，本书的内容存在着诸多疏漏与不足之处，敬请读者提出宝贵意见，为进一步修订完善提供参考。

编　者

2017 年 4 月

目录

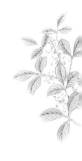

第一章　远古至三国时代

一、时代特征

　　远古到春秋战国时期是中医药的起源及早期实践知识的积累时代。中国在 170 万年前就有人类，经过猿人时代、古人时代和新人时代，到公元前 7000 年，开始建立原始的氏族社会，这一时期，生产力低下，社会发展很慢，是人类文化的蒙昧时代。到公元前 2000 年，私有制出现，国家形成，进入奴隶时代，这就是夏、商、周的"三代"，到这时才算步入人类文明时代。

　　这一阶段的医学资料是甲骨文和《山海经》中有关疾病和药物的记载。如远古时期，人们偶然被一些物体，如石头、荆棘等刺激了体表的某个部位，出现了疼痛减轻的效果，因此古人便有意识地用一些尖利的物质来刺身体的某些部位，或人为地刺破身体使之出血，以减轻疼痛，这便是针灸的起源。人们掌握了挖制、磨制技术，制作出一些比较精致的、刺激身体以治疗疾病的石器，这就是最古老的医疗工具砭石。人们用"砭石"刺激身体的必要部位治疗疾病。砭石在当时还用于化脓性感染灶的切开排脓，所以又称为针石。《山海经》说："有石如玉，可以为针"，是石针的记载。中国在考古中曾发现砭石实物。可以说，砭石是后世刀针的前身。再次是《尚书》《左传》《国语》中的一些医事活动和《管子》中关于人体形成的记载。战国至秦汉以后的著作中，也记载了这一时期的有关传说。关于医学的起源，根据我国的传说：伏羲制九针、神农尝百草、禹益制酒、伊尹制汤液，这都是谈的医学起源问题。伏羲创畜牧、神农创农业、禹益制酒、伊尹烹调，都属于生产实践的范围。可见，最初的医学知识，是来源于生产实践的总结。战国时代持续250余年（公元前476~前221年），是我国由奴隶制社会进入封建社会的一个大变革时期，由于铁器的普及、生产力的解放，各国又都奖励耕战，所以社会经济还是有了较大的发展。出现了许多经济文化比较集中的大城市。各种学说纷纷兴起，于是出现了我国历史上文化学术的第一个黄金时代，即所谓"诸子蜂起，百家争鸣"的时代。

这一时期医学发展的特点，大致可以归结为一句话，即从实践知识的积累到医学理论的萌芽。实践知识大致可分两类，一是解除疾苦的方法；二是对疾病特点的认识。砭石灸刺和药物应用在原始社会积累了不少经验。砭石灸刺是针灸的起源。《山海经》中，病名的记载有所增多，可以看出人们对疾病的认识由笼统记载到症状的确定，再到病名的归纳，在逐渐完善。到了春秋时期，政治、经济和文化，发生了重大的变革。医学也有了较快发展。医学逐渐摆脱巫术的束缚，一步步走上独立发展的道路。其表现有三：一是巫医衰落。如子产、晏婴等对疾病的论述。二是专业医生出现。如秦国的医和、医缓等。三是医学理论开始萌芽。如医和对病因的论述等。在医和对晋平公的谈话中，除仔细的解释了"蛊"病的含义外，还使用了阴阳、四时、五行、五声、五色、五味、六气等中医病因学和诊断学的理论。《左传·昭公元年》记载："天有六气，降生五味，发为五色，徵为五声。淫生六疾。六气曰阴、阳、风、雨、晦、明也。分为四时，序为五节，过则为灾。阴淫寒疾，阳淫热疾，风淫末疾，雨淫腹疾，晦淫惑疾，明淫心疾。"这对后世中医有关的理论的发展有积极的推动作用。

秦汉时代是我国封建君主制度建立、巩固、与发展时期，是中医学理论体系的初步形成时代。两汉初期，政治清明，经济发达，国家得到了发展，虽然在两汉末期及三国时期社会出现了动乱、战争，但整个社会各方面都有所进步，科学文化发达。所有这些，对我国医学理论的形成，都创造了十分有利的条件。

这一时期在医学方面，产生了大批医书，涌现出了扁鹊、华佗、淳于意、张仲景等一批医学家。现存的医籍就有《内经》《难经》《神农本草经》《伤寒论》《金匮要略》五种，再加上马王堆出土的帛书、竹木简，如《五十二病方》，还有武威出土的木简《治百病方》。除此以外，《史记》中的《扁鹊仓公列传》，《后汉书》和《三国志》中的华佗列传，《周礼·天官》中有关医官的记载，以及《吕氏春秋》《淮南子》中的一些零散记载等，都是比较可靠的资料，形成中国传统医学四大经典著作《黄帝内经》《难经》《伤寒杂病论》《神农本草经》，标志着中医学理论体系的初步形成。

二、著名医家、著作及轶事传奇

（一）神农氏

1. 生平

神农氏，姜姓，因以火德王，故称炎帝，是中国上古时代，约公元前三四千年间。今陕西、湖北一带，姜氏氏族部落的共主，出生于烈山（今湖北省厉山镇）。相传炎帝为辨别各类草药，更作亲自尝试，最后试到一种含有剧毒的草药，无法可解，丧失了生命。炎帝还发明了陶器，陶器是与农耕同时出现的，被誉为继火的使用之后的又一大创举。

2. 著作

《神农本草经》又称《本草经》或《本经》，中国汉族传统医学四大经典著作之一，作为现存最早的中药学著作。约起源于神农氏，代代口耳相传，于东汉时期集结整理成书，成书非一时，作者亦非一人，秦汉时期众多医学家搜集、总结、整理当时药物学经验成果的专著。秦汉以来，内外交通日渐发达，少数民族地区的犀角、琥珀、羚羊角、麝香，以及南海的龙眼、荔枝核等，渐为内地医家所采用。东南亚等地的药材也不断进入中国，从而丰富人们的药材知识。本书总结了汉以前人们的药物知识，载药365种，当中植物药252种，动物药67种，矿物药46种。根据药物的性能和使用目的的不同分为上、中、下三品。称为"三品分类法"，以应"天地人"三才。上品养命以应天，一百二十种，无毒。大多属于滋补强壮之品，如人参、甘草、地黄、大枣等，可以久服。中品养性以应人，一百二十种，无毒或有毒，其中有的能补虚扶弱，如百合、当归、龙眼、鹿茸等；有的能祛邪抗病，如黄连、麻黄、白芷、黄芩等。下品主治病以应地，一百二十五种，有毒者多，能祛邪破积，如大黄、乌头、甘遂、巴豆等，不可久服。这是我国药物学最早分类法，为历代沿用。并记述了君、臣、佐、使、七情（单行、相须、相使、相畏、相恶、相反、相杀）和合、四气（寒、热、温、凉）五味（酸、苦、辛、甘、咸）等药物学理论。长期临床实践和现代科学研究证明：该书所载药效大多是正确的，如麻黄治喘，黄连治痢，海藻治瘿等。

3. 轶事传奇

神农尝百草的传说：在古代，五谷和杂草长在一起，药物和花草开在一起，哪些粮食可以吃，哪些草药可治病，谁也分不清。百姓靠打猎过日子，天上的飞禽越打越少，地上的走兽越打越稀，人们就只好饿肚子。怎样给百姓充饥？怎样为百姓治病？神农苦思冥想了三天三夜，终于想出了一个办法。第四天，他带着一批臣民，从家乡随州历山出发，向西北大山走去。他们走哇，走哇，腿走肿了，脚起茧了，还是不停地走，整整走了七七四十九天，来到一个地方。只见高山一峰接一峰，峡谷一条连一条，山上长满奇花异草，很远就闻到香气。这山半截插进云彩里，四面是刀切崖，崖上挂着瀑布，长满青苔，溜光水滑，看上去没有登天的梯子是上不去的。臣民们就劝他说："算了吧，趁早回去吧"。神农摇摇头说："不能回！黎民百姓饿了没吃的，病了没医的，我们怎么能回去呢！"他站在一个小石山上，对着高山，上望望，下看看，左瞅瞅，右瞄瞄，打主意，想办法。后来，人们就把他站过的这座山峰叫"望农亭"。然后，他看见几只金丝猴，顺着高悬的古藤和横挂在崖腰的朽木，爬过来。神农灵机一动，有了！他当下把臣民们喊来，叫他们砍木杆，割藤条，靠着山崖搭成架子，一天搭上一层，从春天搭到夏天，从秋天搭到冬天，不管刮风下雨，还是飞雪结冰，从来不停工。整整搭了一年，搭了360层，终于搭到了山顶。神农带着臣民，攀登木架，上到山顶，山顶真是花草的世界，各色各样，密密丛丛。神农喜欢极了，他亲自采摘花草，放到嘴里尝。白天，他领着臣民到山上尝百草，晚上，他叫臣民生起篝火，他就着火光把它详细记载下来：哪些花草是苦的，那些花草是甜的，哪些热，哪些凉，哪些能充饥，哪些能医病，都记得清清楚楚。他尝完一山花草，又到另一山去尝，还是用木杆搭架的办法，攀登上山。一直尝了七七四十九天，踏遍了这里的山山岭岭。他知道了麦、稻、谷子、高粱能充饥，就叫臣民把种子带回去，让黎民百姓种植，这就是后来的五谷。他尝出了 365 种草药，写成《神农本草经》，叫臣民带回去，为天下百姓治病。为了纪念神农尝百草，老百姓就把这一片茫茫林海，取名为"神农架"。

（二）黄帝

1. 生平

黄帝是中华民族的始祖，人文初祖，中国远古时期部落联盟的首领，黄帝的诞辰，相传是农历三月初三，黄帝一生下来，就异常的聪明神灵。生下没多久，就会说话。到了 15 岁，已经无所不通了。20 岁的黄帝继承了有熊国君的王位。黄帝成为氏族首领后，有熊氏的势力得到迅速发展，形成一个独立的黄帝部落，统一了华夏，治国有方。后人以黄帝、岐伯、雷公的对话，用一问一答的方式写成了《黄帝内经》。这是我国医学宝库中现存的成书最早的一部医学典籍，分《灵枢》和《素问》两部分。详细阐述了人体的生理、病理、诊断、治疗以及预防和保健等各个方面的问题。

2. 著作

《黄帝内经》是我国医学宝库中现存成书最早的一部医学典籍。分《灵枢》《素问》两部分，是我国劳动人民长期与疾病做斗争的经验总结。《黄帝内经》成书亦非一时，作者也亦非一人。起源于轩辕黄帝，代代口耳相传，经医家、医学理论家联合增补发展创作，一般认为成书于春秋战国时期。在以黄帝、岐伯、雷公对话、问答的形式阐述病机病理的同时，主张不治已病，而治未病，同时主张养生、摄生、益寿、延年。它是研究人的生理学、病理学、诊断学、治疗原则和药物学的医学巨著。在理论上建立了中医学上的"阴阳五行学说""脉象学说""藏象学说"等。

（三）扁鹊

1. 生平及主要学术成就

约生于公元前五世纪，据考证是山东长青人。原名秦越人，"扁鹊"一词原本为古代传说中能为人解除病痛的一种鸟，因为秦越人医术甚高，继承和发扬了前人的医学理论和总结了民间医疗经验，治好了许多生命垂危的病人，因此人们称呼他"扁鹊先生"。扁鹊云游各国，为君侯看病，也为百姓除疾，因此名扬天下。由于扁鹊能够采取实事求是的态度研究医学，并能吸取民间的医疗经验，因而，在医学上取得了很大成就，在人民群众中享有很高的声望。但他却遭到了一些无耻之徒的反对，公元前310年，被忌妒贤能的秦太医令李醯派人杀害了，终年九十七岁。死后葬于陕西省临潼县南陈村，遗址至今尚存。

2. 著作

关于扁鹊的记载，在《战国策》《史记》《列子》《说苑》等书中均有。扁鹊至今，二千三百多年，当时没有印刷条件，他的一些著作（如《扁鹊内经》九卷、《外经》十二卷）均已失传，仅在《汉书·艺文志·方技略》中提及。唯一保存下来的，仅有《难经》一书，还是后世汉代人整理的。

《难经》原名《黄帝八十一难经》，传说为战国时期扁鹊所作。本书以问答解释疑难的形式编撰而成，共讨论了 81 个问题，故又称《八十一难》，对人体腑脏功能形态、诊法脉象、经脉针法等诸多问题逐一论述。主要讨论了三方面的问题：一是切脉识病，有关诊断方面的问题；二是脏腑形态，长短始终，有关解剖方面的问题；

三是经络穴道，奇经八脉，脏腑荣俞、针法等，有关针灸的问题。这三点是扁鹊最擅长的。但据考证，该书是一部托名之作。

3. 轶事传奇

扁鹊的医术十分全面，无所不通。有一次，扁鹊路过虢国，见到那里的百姓都在进行祈福消灾的仪式，就问是谁病了，宫中术士说，太子已死了半日了。扁鹊问明了详细情况，认为太子患的只是一种突然昏倒不省人事的"尸厥"症，鼻息微弱，像死去一样，便亲去察看诊治。他让弟子磨研针石，刺百会穴，又做了药力能入体五分的熨药，用八减方的药混合使用之后，太子竟然坐了起来，和常人无异。继续调补阴阳，两天以后，太子完全恢复了健康。从此，天下人传言扁鹊能"起死回生"，但扁鹊却否认说，他并不能救活死人，只不过能把应当活的人的病治愈罢了。

还有一次，扁鹊来到了蔡国，蔡桓公知道他声望很大，便宴请扁鹊，他见到蔡桓公以后说："君王有病，就在肌肤之间，不治会加重的。"蔡桓公不相信，还很不高兴。5天后，扁鹊再去见他，说道："大王的病已到了血脉，不治会加深的。"蔡桓公仍不信，而且更加不高兴了。又过了 5 天，扁鹊又见到蔡桓公时说，"病已到肠胃，不治会更重"，蔡桓公十分生气，他并不喜欢别人说他有病。5 天又过去了，这次，扁鹊一见到蔡桓公，就赶快避开了，蔡桓公十分纳闷，就派人去问。扁鹊说："病在肌肤之间时，可用熨药治愈；在血脉，可用针刺、砭石的方法达到治疗效果；在肠胃里时，借助酒的力量也能达到；可病到了骨髓，就无法治疗了，现在大王的病已在骨髓，我无能为力了。"果然，5 天后，蔡桓公身患重病，忙派人去找扁鹊，而他已经走了。不久，蔡桓公就这样死了。

（四）淳于意

1. 生平及主要学术成就

淳于意（公元前 215~ 前 155 年），因曾做过齐国太仓长，而后人称他为太仓公，又名仓公。西汉临淄（今属山东）人。精医道，辨证审脉，治病多验。曾从公孙光学医，并从公乘阳庆学黄帝、扁鹊脉书，是我国西汉时期的一位著名医学家。淳于意创立诊籍，即后世中医之医案，《史记》记载了他的 25 例医案，是中国现存最早的病史记录。病案格式一般均涉及病人的姓名、年龄、性别、职业、籍里、病状、病名，诊断、病因、治疗、疗效、预后等，从中反映了淳于意的医疗学术思想与医案记录上的创造性贡献。"诊籍"中还真实地报告了治疗效果：25 例患者有 10 例医治无效而死亡。这反映了中国古代医家实事求是的优良传统。

2. 轶事传奇

病案中曾记载：齐国的黄长卿大宴宾客，淳于意也在座。他望见王后的弟弟宋健，急忙告诉他说："你已病了四五天了，腰部疼痛不能俯仰，小便亦难。应趁其未传至五脏，抓紧治疗。宋健说："确实这样。"他服用淳于意给他调制的"柔汤"，18 天后病就痊愈了。另有一例：齐王请淳于意为侍女们诊病，轮到一个叫竖的，竖说没有病。淳于意经过诊查后悄悄地告诉队长说："竖的毛发色泽、脉象都无衰减，但病已伤及脾胃，不要让她过度劳累。到了春天，她会吐血而亡。"及至春天，果真竖摔倒在厕所里，吐血而死。

（五）张仲景

1. 生平及主要学术成就

张仲景，南郡涅阳（今河南南阳）人，享年 69 岁（公元 150~219 年），东汉末年杰出的医学家。他奠定了中医辨证论治的基础，被尊为"医圣"。公元 3 世纪，张仲景在深入钻研《素问》《针经》《难经》等古典医籍的基础上，广泛采集众人的有效药方，并结合自己的临床经验，著成《伤寒杂病论》。张仲景的一生，节制私欲，注意消除嫉妒心理。在他任长沙太守时尤其突出。是时，他秉公办事，两袖清风，不计较个人得失，把权、势、钱看得淡如清水，却致力于攻读医书，行救死扶伤、治病救人之德行。他每天利用空余时间为广大百姓治病，对来就诊的患者，不分亲疏和富贵贫贱一视同仁。

2. 著作

《伤寒杂病论》—该书以六经辨伤寒，以脏腑辨杂病，确立了中医学辨证施治的理论体系与治疗原则，为临床医学的发展奠定了基础。后世又将该书分为《伤寒论》和《金匮要略》。其中，《伤寒论》载方 113 首（实为 112 首，因其中的禹余粮丸有方无药），《金匮要略》载方 262 首，除去重复，两书实收剂 269 首，基本上概括了临床各科的常用方剂，被誉为"方书之祖"。

3. 轶事传奇

在张仲景时代，迷信巫术盛行，巫婆和妖道乘势兴起，坑害百姓，骗取钱财。不少贫苦人家有人得病，就请巫婆和妖道降妖捉怪，用符水治病，结果无辜地被病魔夺去了生命，落得人财两空。张仲景对这些巫医、妖道非常痛恨。每次遇到他们装神弄鬼，误人性命，他就出面干预，理直气壮地和他们争辩，并用医疗实效来驳斥巫术迷信，奉劝人们相信医术。

有一次，他遇见一个妇女，一会儿哭一会儿笑，总是疑神疑鬼。病人家属听信巫婆的欺骗，以为这是"鬼怪缠身"，要请巫婆为她"驱邪"。张仲景观察了病人的气色和病态，又询问了病人的有关情况，然后对病人家属说："她根本不是什么鬼怪缠身，而是'热入血室'，是受了较大刺激造成的。她的病完全可以治好。真正的鬼怪是那些可恶的巫婆，她们是'活鬼'，千万不能让她们缠住病人，否则病人会有性命危险。"在征得病人家属同意后，他研究了治疗方法，为病人扎了几针。几天后，那妇女的病慢慢好起来，疑鬼疑神的症状也消失了。张仲景又为她治疗了一段时间就痊愈了。从此，一些穷人生了病，便不再相信巫医的鬼话，而是找张仲景治病。张仲景解救了许多穷苦人。

（六）华佗

1. 生平及主要学术成就

华佗（约公元 145~208 年），字元化，一名旉，沛国谯县人，东汉末年著名的医学家。华佗与董奉、张仲景并称为"建安三神医"。少时曾在外游学，行医足迹遍及安徽、河南、山东、江苏等地，钻研医术而不求仕途。他医术全面，尤其擅长外科，精于手术。并精通内、妇、儿、针灸各科。华佗还有两大发明：一是创立"麻沸散"，在全身麻醉下，为病人进行手术，据日本外科学家华冈青州的考证，麻沸散的组成是曼陀罗花一升，生草乌、全当归、香白芷、川芎各四钱，炒南星一钱。他所使用的"麻沸散"是世界史最早的麻醉剂。华佗采用酒服"麻沸散"施行腹部手术，开创了全身麻醉手术的先例。这种全身麻醉手术，在中国医学史上是空前的，在世界医学史上也是罕见的创举，他的发明比美国的牙科医生摩尔顿（公元 1846 年）发明乙醚麻醉获得成功要早 1600 多年，被后人称为"外科圣手""外科鼻祖"；二是创立"五禽戏"，一叫虎戏，二叫鹿戏，三叫熊戏，四叫猿戏，五叫鸟戏，教人锻炼身体。这是最早的有关医疗体育的记载。后人多用神医华佗称呼他，又以"华佗再世""元化重生"称誉有杰出医术的医师。

2. 轶事传奇

华佗幼年喜欢读书，立志以医济世，遂专攻医学。他一生三次放弃功名仕利，不畏强暴，拒绝为统治阶级服务，而甘愿在民间行医。他曾先后巡医到山东、江苏、安徽、四川等地。据《三国志》记载，当时魏国丞相曹操患有"头风眩"病，发病时头部剧烈疼痛，每次都是华佗用针灸治好的，往往是针到病除。曹操想把华佗留在身边当侍医，华佗不甘心为他个人服务，从而放弃为广大人民防病治病的机会，便借口"呆在许昌时间长了，思念故乡"，"求还取方"而告假回家了。后来，曹操派人"累书呼之"，华佗借口"妻子有病"，拒绝回许昌为操治病，当操探知其妻并未病时，非常生气，一怒之下，把华佗押回许昌处决了。华佗死后，埋葬在徐州王陵路，遗址至今尚存。

第二章　两晋至隋唐五代

一、时代特征

这个时期是中医药学的全面发展时期。从汉末三国分立到隋朝的统一，我国陷入比较混乱的时代，由于战争，生产力遭到很大破坏，社会经济谈不到什么发展，但有两个特点值得重视：一是北方由于各民族互相斗争，互相渗透，出现了民族大融合。二是东晋南迁后，中原的人们也大量南迁，南方经济有了较大的发展，这样，给中国进一步统一和版图扩大，创造了有利条件。所以唐代统一后，很快出现了经济繁荣、文化兴盛、国力强大的所谓"贞观之治"。成为我国历史上继汉代以后的第二个隆盛时代。

这一时期，医学著作大量出现，有晋代王叔和的《脉经》、皇甫谧的《针灸甲乙经》、葛洪的《肘后方》，南北朝陶弘景的《神农本草经集注》，隋代巢元方的《诸病源候论》，唐代孙思邈的《千金方》《千金翼方》，王焘的《外台秘要》以及王冰的《补注黄帝内经素问》等著作。

　　这一时期医学发展的主要特点是实践医学的大发展，医学的发展主要表现在以下两个方面：一是对疾病的认识，不论广度上还是深度上都有了很大发展，如《巢氏病源》共记载病候1700余种，有些疾病的描写相当详细和明确，不但如此，本书还对每一病候，都要探其原因，论其机理，根据《内经》理论加以诠释。这为以后辨证论治的普及创造了十分有利的条件。二是医方的大量出现，不论孙思邈的《千金方》还是王焘的《外台秘要》，每病之下都列有大量的医方，或数方，或十数方，甚或达数十方之多。此外还有两种情况值得注意：一是受魏晋清淡及道家养生影响，服石和炼丹曾一度形成风气；二是随着佛教的传人，印度医学及西域的药物也大量传人中国。

二、著名医家、著作及轶事传奇

（一）王叔和

1. 生平及主要学术成就

　　王叔和（公元201~280年），名熙，汉族，中国古代晋朝山阳郡高平（今山东省微山县两城镇）人。魏晋之际的著名医学家、医术编纂家。在中医学发展史上，他做出了两大重要贡献，一是整理《伤寒论》，一是著述《脉经》。

2. 著作

《脉经》是中医脉诊学的著作，是我国现存最早的脉学专著。全书共分十卷九十八篇。本书集汉以前脉学之大成，先取《内经》《难经》以及张仲景、华佗等有关论述分门别类，在阐明脉理的基础上联系临床实际。一是将脉象归纳为二十四种，并对每种脉象作了具体的描述。二是确立三部脉法和脏腑分候定位，《脉经》在《难经》基础上，将寸尺二部脉法发展为寸、关、尺三部脉法；脏腑定位，历代除大小肠、三焦脉位略有歧议外，一直沿用至今。三是对不同脉象的临床意义作了论述：对脉象主病进行原则概括，如"迟则为寒"，"洪则为热"；并结合脉、证、病机、治疗进行总结。将晋以前的诊脉方法、脉象变化以及脉象的临床意义等许多资料均于收集保存。另著有《脉诀图要》六卷，《脉赋》一卷，《脉诀发蒙》三卷，《论病》六卷等，可惜都已失传。

3. 轶事传奇

相传，有一个人曾用煮的槐花水，擦遍全身染成黄色，装作有病，求王叔和诊治。王叔和诊断后说："你已中槐毒病势很重，用药怕也来不及！"结果这个人由于试探王叔和的医术而搭上性命。

有一天，王叔和路过一个村庄时，遇到村里人抬棺材送葬，他看见从棺材里滴出鲜血，便上前问："此人何病而死？"回答说："难产。"他思索片刻说："麻烦诸位，放下棺材我看看。"引起送葬人的训斥。但有死者家属说："放下看看也无妨。"打开棺材后，王叔和经过仔细诊断，认为还可救治。遂给死者扎针，片刻间产妇复活，婴儿落地，家属亲友万分欢喜，众人赞叹不已。"襄阳有个王叔和，死人能医活"被传为佳话。

（二）皇甫谧

1. 生平及主要学术成就

皇甫谧（公元215~282年），字士安，幼名静，晚年自号玄晏先生。西晋安定朝那（今甘肃省平凉县朝那镇）人。是晋代杰出的针灸学家。早年家庭贫穷，失学，在叔母教养下，20岁才发愤求学，边耕地，边读书，终于成为著名的医学家。在医学史和文学史上都负有盛名。特别在针灸学史上，占有很高的学术地位，并被誉为"针灸鼻祖"。皇甫谧强调："上工治未病"。即要求一位高明的医生要学会运用针灸来达到保健预防疾病之目的。他指出的"中工刺未成"则是强调能对疾病早期治疗者，也只能是一位比较好的医生。这表现了他重视预防疾病和早期治疗。然后，他以"下工刺已衰，下下工刺方袭"，将不能做早期诊疗的医生称之为下工、下下工，视为不合格的医生。这一思想促使历代医生的勤奋学习，为发展针灸治疗作出了重要贡献。

2. 著作

《针灸甲乙经》12 卷，128 篇，该书将《素问》《针经》《明堂孔穴针灸治要》三书的基本内容，进行重新归类编排。为中国现存最早的一部针灸专书，其内容包括脏腑、经络、腧穴、病机、诊断、针刺手法、刺禁、腧穴主治等。腧穴总数 349 个，论述了各部穴位的主治与禁忌，总结了操作手法等，对世界针灸学影响很大。公元 701 年日本政府制定医药职令时规定，本书为医学士必修书。其实，除此之外，他还编撰了《历代帝王世纪》《高士传》《逸士传》《列女传》《元晏先生集》等书。

3. 轶事传奇

痛改前非。皇甫谧大约生于三国末期，家道已经中落，他的叔父没有儿子，他就过继为他叔父的儿子。皇甫谧的叔父对他相当的溺爱，不舍得严厉管教，所以少年时代的皇甫谧沾染了当时官宦富豪人家子弟的通病，不肯好好念书，到处游晃，吃喝玩乐，惹事生非，因此乡里邻居们都相当瞧不起他，认为他将来一定没有出息。一直到他20岁时，他的婶母对他感到很失望，就痛哭流涕的对他说："从前孟母三迁，就是希望儿子有个受薰陶的好环境，曾父杀猪，希望以身示教作儿子的典范，是不是我没有孟母、曾父那种德行，才使你这样不成材呢？充实学问、修养德行，关乎你的一生，对于我又有什么好处？如果你再不知上进，就离开我走的远远的。"皇甫谧这才被他婶母的话感动，立志向学，重新做人，拜乡里有名的学者为师，发奋读书，逐渐成为当时一个有名的学者。乡里的人见他不眠不休的向学，不浪费一点时间，就给他起了个绰号叫"书痴"。

洛阳纸贵。由于发愤苦读不辍，皇甫谧非常博学多才，对于经史各家及文学历史等，均有很深的研究，达到很高的造诣。他尤其擅长撰文，写出许多脍炙人口的诗赋。当时一位着名文学家左思，构思十年而著成《三都赋》，仰慕皇甫谧之名，特邀他写了一篇精采的序文。《三都赋》及其序文一问世，立刻引起轰动，洛阳城里的豪贵人家竞相抄传，使城里的纸张因此而昂贵起来的典故指的就是这件事。

（三）葛洪

1. 生平及主要学术成就

葛洪（约公元 281~341 年）字稚川，自号抱扑子，道号葛仙翁。晋丹阳句容（今江苏省句容县）人。是我国炼丹术的发明者，是中国东晋时期的医生，是预防医学的先导者。葛洪一生著书很多，著有《肘后备急方》《抱扑子》，还有《金匮药方》一百卷，《杏仁煎方》一卷，《玉函方》《葛氏单方》等，可惜均已失传不见了。

葛氏在医学上取得较大的成就，主要表现在如下五个方面。一是有关温病学的认识。葛洪在"冬伤于寒，春必病温"及其他有关思想的基础上，明确提出，伤寒学说不能完全概括一切发热性疾病的规律，需另立治法，方能应付不属伤寒的疾病。自行设立了应急处方和一些单、验方，补充了《伤寒论》治疗温病的内容。二是建立免疫学的基础。在葛洪的《肘后备急方》中，关于治疗狂犬咬伤中说："杀所咬犬，取脑敷之，后不复发。"其指导思想是想"以毒攻毒"，使病不再复发。这对以后免疫学的创立，具有重要的意义。三是葛氏在《肘后备急方》中，提出了青蒿抗疟的方法。四是化学制药的先驱。葛氏一生精于炼丹术，炼丹是化学制药的萌芽。他总结了秦、汉以前炼丹术的经验，认识了物质变化的规律。五是对临床医学的贡献：关于脚气病，他提出了用大豆、牛乳、蜀椒、松节、松叶等进行治疗，现代研究证明这些药物含有大量维生素B_1。这较国外的类似发现，要早出一千多年。关于用催吐法救治药物中毒，关于对霍乱病的认识，对晕动病的描述等，在我国医学史上都是最早的。

2. 著作

《抱扑子》，这是一部综合性丛书，其中"金丹""仙药""黄白"三篇，是总结我国古代炼丹术和化学制药方法的名著。

《肘后备急方》，简称《肘后方》，约成书于公元341年，是中国第一部临床急救手册，中医治疗学专著。共8卷，70篇。系作者将其原著《玉函方》，摘录其中可供急救医疗、实用有效的单验方及简要灸法汇编而成。经梁代陶弘景增补录方 101 首，改名《补阙肘后百一方》。此后又经金代杨用道摘取《证类本草》中的单方作为附方，名《附广肘后方》，即现存《肘后备急方》。

（四）陶弘景

1. 生平及主要学术成就

陶弘景（公元 452~536 年）字通明，晚号华阳隐居，华阳真逸，华阳真人。刘宋时丹阳秣陵（今句容）人。弘景从小就很聪明，博学多才，性爱林泉，好学道术，尤好著述。曾作过齐宜都王的侍读，后隐居茅山华阳洞，成为一个虔诚的道教徒，在修道过程中，亦从事丹鼎，炼制了大量的丹药。梁武帝召他作官，他坚决不肯，被"尸解"而死，终年 81 岁。他不仅长于天文、地理、气象，还精于医药。陶弘景长期从事游仙采药和炼制丹药的实践，不断丰富了医药学知识，他发现《神农本草经》几经战争破坏与多次转抄和错简，已残缺不全，陶氏根据所得残卷，作了大量的归纳整理、增补修订工作，著成《本草经集注》一书。为我国药学的发展作出了贡献。

2. 著作

陶弘景一生著书很多，约 223 篇。其中《本草经集注》，全书共 7 卷。是陶氏在医药学著作中的代表作，它是在《神农本草经》收载药物 365 种的基础上，经过整理，并根据《名医别录》增添了药物 365 种，共计 730 种，分为玉石、草、木、果、菜、有名未用六类而编撰成的，约成书于公元 536 年，是我国继《神农本草经》之后，第一部按照科学方法分类的，有条理，有系统，并有丰富内容的中药学名著。书中明确指出药物的产地、采制方法和药物的疗效有密切的关系。并对药用植物的鉴别也有详细的记载。同时，还考订了古今药物的度量衡。此外，本书最早著录于阮孝绪的"七录"中，从唐到北宋初年都有流传，直到公元 973 年（宋开宝六年）《开宝本草》流传后，才逐渐消失。但其内容尚散见于《经史证类备急本草》之中，现仅存敦煌石室藏本的序录残本。

另外，他还撰有《效验方》5 卷，是一部临床实践的资料，对后世医治疾病，起了一定的作用。

《肘后百一方》，是在搜集整理散失不全的葛洪《肘后方》的基础上，进行增补而成的。在收集到原书 79 方的基础上，又增添了 22 方，共 101 首。是治疗内外诸疾及论述药物学的一部著作，全书共 3 卷，上卷 35 首，主要讲内科疾患，中卷 35 首，主要讲外发病，下卷 31 首，讲"治为所物所苦疾"。仍不失葛洪原意，为一部适应仓卒发病的急症药物手册。

（五）巢元方

1.生平及主要学术成就

巢元方（公元550~630年），南朝梁大宝元年至唐贞观四年，是我国对于病源探讨和证候描述的代表作——《诸病源候论》的作者。巢元方在隋大业年间（公元605~617年）为太医博士。奉诏撰《诸病源候论》，全书专论病源、证候，不载方药。巢氏通过他的著作《诸病源候论》，为后人留下了他在医学方面的丰富经验。他对很多疾病病源的认识，很早就作了较为详细的论述，且颇具真实性，不少疾病的临床诊断方面，有着独特的见解。

2.著作

《诸病源候论》是中国最早的论述以内科为主各科疾病病因和证候的专著。该书总结了隋以前的医学成就，对临床各科病证进行了搜求、征集、编纂，并予系统地分类。是中华医学史上最早也是最完整的一部中医病理学专著。全书共50卷，分67门，载列证候1700余条，叙述了各种疾病的病因、病理、证候等。其内容丰富，包括内、外、妇、儿、五官、口齿、骨伤等多科病证，对一些传染病、寄生虫病、外科手术等方面，有不少精辟论述，对后世医学影响较大。例如：对某些寄生虫的感染，明确指出与饮食有关；认为绦虫病系吃不熟的肉类所致。"漆疮"，是发生在对漆过敏感的人身上的米粒样丘疹。接触到漆以后，这类人才会出现，而其他人没有，这也是最早的免疫学研究。这时的病因学说，对于过敏的认识已经比较全面。书中还记载了肠吻合术、人工流产、拔牙等手术，说明当时的外科手术已达到较高水平。此书不同于前人之处在于，全书基本不涉及方药，只在每论末尾写上"其汤、熨、针、石，别有正方，补养宣导，今附于后"一笔带过。相反，全书共载"养生方"或"导引法"289条，213种具体方法。可以说巢元方是集此前数千年医学气功成就之大成者，也是今日"医学气功学"最早的领路人。《诸病源候论》的问世，标志着气功在医学上的应用已进入成熟的阶段。

3. 轶事传奇

据《炀帝开河记》记载：隋朝大总管麻叔谋，患了"风逆"证，不能行动，头晕恶心，每天只好卧床。巢元方为他诊病后，认为是风邪侵入腠理造成的，病的部位在胸臆之中。便叫他用嫩肥羊蒸熟，掺上药粉同食，麻依法服后，很快就好了。从此便常服此方以自养。巢元方在治疗过程中，灵活掌握，可以做到药食同疗的地步。

关于肺痨病，具体地立下了"虚劳""骨蒸"的病名。这些病名，至今仍在使用。关于甲状腺肿，在1400年前，他就指出：日常饮用某些地方的泉水，会引起脖子肿大。关于夜盲症，巢氏称为雀目，他认为这种病像雀类一样，白天看东西很清楚，一到晚上，就什么也看不见了。在巢氏《诸病源候论》中，他还指出：凡各种肉类，如果被旧茅草屋漏水滴湿，就有毒了，不能食用。又：五畜自死或患传染病死的都有毒，不能吃。

（六）孙思邈

1. 生平及主要学术成就

孙思邈（公元581~682年，隋开皇一年至唐永淳元年），唐代京兆华原（今陕西省耀县孙原公社）人，后世尊之为药王。一生博学多闻，对祖国医学的研究尤为精深，是唐代一位杰出的医学家。著有《千金要方》和《千金翼方》等书。总结了唐代以前医学成就，其妇、儿科专卷的论述，奠定了宋代妇、儿科独立的基础；其治内科病提倡以脏腑寒热虚实为纲，与现代医学按系统分类有相似之处。另外，孙氏十分重视医德的修养。他认为一个医生，除了必须具有一定医学水平之外，还必须具备很高的道德品质，要有不求名利，不辞劳苦为病人服务的精神。对历代医学界，进一步改善服务态度，培养优秀的道德品质有着积极的推动作用。

2. 著作

（1）《备急千金要方》简称《千金要方》。约成书于公元652年，全书共30卷。参考了唐初以前的医药著作，并结合自己的临床经验而写成。主要内容有总论、临床各科、食治、平脉、针灸等内容。是一部汇集诸家的巨著，对祖国医学的生理、病理、诊断、治疗、药物、方剂等基础理论，以及内、外、妇、儿、针灸、按摩等各科疗法，均有较为详细的记述，书中还收载了五千多个民间医方，并列举了八百多种药材，包括了当时本草的内容，不仅记叙了药物性能，还详细说明了采集时间和炮制方法，并补充了许多方药及治疗方法。

（2）《千金翼方》成书于公元682年，全书共30卷。是《千金要方》的补编或姊妹编。主要内容有药物、伤寒、妇人、小儿、杂病、色脉、针灸等。其中伤寒部分，增加了张仲景《伤寒论》的别本，为研究《伤寒论》提供了珍贵资料。

（3）《银海精微》成书于公元682年，全书共2卷。论眼科诸证甚为明晰，治疗也不偏于补泻寒温。此外，孙氏还著有《五脏旁通明鉴图》1卷，《明堂经图》，《千金髓方》20卷，《福禄论》3卷，《摄生真录》1卷，《三教论》1卷，《神枕方》1卷，多已散失。

3. 轶事传奇

（1）锯末治腹痛。孙思邈开始行医时，在故乡孙家原村。有一次，邻里的一对中年夫妇抱着小孩，急急忙忙地找他看病。小孩呕吐不止，手捂腹部喊痛，父母慌得不知所措。孙思邈仔细诊断后，认为是受寒而得。他看到旁边有一堆锯末，他忽然有所醒悟：檀香木理气止痛，其锯末也有同样效果。于是他抓了一把锯末，让父亲加点生姜作为引子，当即熬药服下。夫妇半信半疑地回到家，照他说的方法煎药，孩子喝了后，果然呕停痛止，病很快就好了。夫妇俩高兴地逢人就说，孙思邈医术高明，救了小孩的命。从此他在乡里声名大振，得到周围村庄乡亲们的信任，一有病便纷纷前来就医。

（2）公布屠苏酒。唐朝初年南方时有瘟疫发生，孙思邈在常州一带行医，不舍昼夜抢救病人。经过半个月的努力，瘟疫得到有效的控制。然而过了不久，又从小孩到大人流行起来。为了长期地预防和治疗此病，他经过潜心研究，发现葛洪《肘后备急方》中有预防瘟疫的药方——屠苏酒。他便精心配制药酒，让未得病的人喝，结果瘟疫再也没有发生。他同时把"屠苏酒"的处方张榜公布在屠苏庵山门的柱子上，让人们广泛传抄。

（3）命名"阿是穴"。终南山里有位老猎人，由于长年在外，得了腿痛病，发作时难以忍受。他多方求医无效，后来听说长安城有个"药王"孙思邈，医术非常高明，于是他来到长安求医。孙思邈就给他服药、扎针，但治了将近半个月，病却不见好转，他想，除了针十四经穴，是不是可以另寻新穴呢？他又担心会出什么危险，就先在自己身上试扎了数次。然后请老猎人躺在炕上，手指在腿上一分一寸地掐试针穴，当他掐到有个穴位时，老猎人突然大喊："啊，是！"孙思邈便掐住这个点，毫不犹豫地把银针扎入这个穴位，过了一会儿，老猎人腿痛减轻了。因为疗效显著，孙思邈就记下这个新穴位。第二天又找到了一个点，就这样扎了7天针，换了5个穴位，老猎人的腿痛病终于痊愈了。此后，孙思邈思忖给这些新穴位命名，忽然想起老猎人的喊声，于是就将这些经外奇穴称为"阿是穴"，而且一直沿用至今。

（七）王焘

1. 生平及主要学术成就

王焘（公元 702~772 年，唐长安二年至大历七年），唐时郿县（今陕西省眉县）人，为著名古典方书作家。王焘是唐代宰相王圭的孙子，幼年身体瘦弱，经常有病，渐至成年，对医学产生了兴趣。后因其母有病，为治母疾，遂发奋攻读医学。他遍访名医为师，逐步掌握了大量医学知识，且造诣很深，他根据自己广博的医药学知识和大量资料，写成名著《外台秘要》。王焘曾任徐州司马、邺郡太守，在台阁二十年，使其得以在弘文馆读到大量古医籍（得古方书数千百卷），天宝（公元 742 年~公元 755 年）年间，出守大宁。在此期间，产生了编写医书的动机。因其出守在外，故将其所著之书，以"外台"命名。他当时的写作目的是"非敢传之都邑，且欲施于后贤"。王氏通过其辛勤的劳动，在著作中，收录保留了唐以前大量今已散佚的著作，使之得以部分地流传下来，实属王氏一大功劳。所以唐以后历代医学家，都很推崇这部著作，多次上书各朝皇帝，要求重新刊印校订，以致此书版本甚多。不搞门户之见，博采众家之长，为王焘治医的一大特点。

2. 著作

《外台秘要》，成书于公元 752 年。全书共 40 卷。其中 1~20 卷，记的内科病，21~22 卷，记的五官病，23~24 卷，记的瘿瘤、瘰疬、痈疽，25~27 卷，记的二阴病，28~30 卷，记的中恶、金疮、恶疾、大风等，31~32 卷，记的丸散等成方。33~34 卷，记的妇人病，35~36 卷，记的小儿病，37~38 卷，记的乳石，39 卷，记的明堂灸法，40 卷，记的虫兽伤及畜疾。各门记述先论后方，秩序井然。例如对白内障的临床表现，他作了全面论述，还详细的叙述了先天性白内障和外伤性白内障。它所描述的金针拨障术，是我国最早的系统记载。他关于结核病的认识，在《巢氏病源》"虚劳""骨蒸"的基础上，把"肺痨"病的下午潮热、盗汗、消瘦、颧部和嘴唇潮红，消化系统的症状，描写得非常细致，并提到肺痨发展到腹泄、赤黑色大便及腹水等并发症时的危险性。

第三章 宋金元时期

一、时代特征

这一时代是中医各科临床经验的总结与理论升华时期。宋金元400年间，社会变迁动荡，尽管朝代几经更迭，但中国一直是世界上最富庶、社会文化科技高度发达的大国。政治局面相对稳定，重视发展文官统治，大力培养、选拔文士，科技文化不断进步，经济繁荣，这为医学发展提供了有利的条件。尤其是北宋政府为发展中医学采取了一系列措施，颁布许多诏令。如宋太祖、太宗、真宗、徽宗等关注医药，建立翰林医官院、尚药局、御药院、太医局、惠民和剂药局等医学管理及多种医药保健机构，制定了一系列医事制度与法规；不拘一格选拔医药人才；积极发展医学教育，大量培养专业人才；诏令天下，向全国征集医书及药材标本，并大规模校正医书，对本草进行了空前规模的整理总结，重视汲取外国医学知识与技术，大量引进香药等中药材；使医学得以普及，为医学发展打下了坚实的物质基础。

宋代对中医教育比较重视。宋政府设立"太医局"，作为培养中医人材的最高机构。学生所学课程包括《素问》《难经》《伤寒论》和《诸病源候论》等。教学方法也有很大改进，如针灸医官王惟一曾设计铸造铜人两具（公元1026年），精细刻制了十二经脉和354个穴位，作为针灸教学和考试医师之用。考试时，试官将铜人穴位注水，外用蜡封。受试者如取穴正确，可针进水出。这是中国医学教育事业的创举。公元1057年，宋政府专设"校正医书局"，有计划地对历代重要医籍进行了搜集、整理、考证和校勘，历时十余年，约在公元1068年至1077年陆续刊行。目前我们所能读到的《素问》《伤寒论》《金匮要略》《针灸甲乙经》《诸病源候论》《千金要方》《千金翼方》和《外台秘要》等，都是经过此次校订、刊行后流传下来的。

这一时期的医学著作由于印刷术的进步，每部书的印数比抄本要多得多，因此流传下来的也就较多。首先是宋代的四部官修大书：《太平圣惠方》《圣济总录》《太平惠民和济局方》和《经史证类备急本草》。其次是有关《伤寒论》研究的著作，如庞安常《伤寒总病论》、朱肱

《南阳活人书》、许叔微《伤寒百证歌》和《伤寒发微论》、成无己《伤寒论注》和《伤寒明理论》。第三是一般方书，如陈言《三因极一病证方论》、严用和《济生方》、钱乙《小儿药证直诀》、陈自明《妇人大全良方》和《外科精要》等。第四是金元四大家的著作，如李东垣《脾胃论》、刘完素《素问玄机原病式》、张从政《儒门事亲》、朱丹溪《格致余论》和《局方发挥》等。

二、著名医家、著作及轶事传奇

（一）王惟一

1. 生平及主要学术成就

王惟一，又名王惟德，（公元 987~1067 年，北宋太宗雍熙四年至英宗治平四年）人，为我国著名针灸学家之一。宋仁宗（赵祯）时当过尚药御，对针灸学很有研究，集宋以前针灸学之大成，著有《铜人腧穴针灸图经》一书，奉旨铸造针灸铜人两座。在针灸学方面，他一生致力于这方面的文献研究和整理工作，他把很多不统一的有关针灸学著作，加以去伪存真的整理，用"以铜人为式，分脏腑十二经，旁注腧穴"的研究方法，将十二经脉及三百五十四个穴位，用直观的方法记录和描绘出来，并对前代有关"经穴"的学说，进行了订正和改进，推动了我国针灸学的发展。王惟一所设计的铜人，在脏腑的布局，经络的循行，穴位的精确等方面，不仅科学性强，而且工艺水平相当高。他选择了精制的铜，铸成和一般人大小相似的人体，里面装有铜铸成的脏腑，躯壳表面，刻有三百五十四个穴孔，孔内装满水银，外封黄蜡，以防水银流出。应试者，当老师出题针刺某穴，或提问何病症该针何穴时，学生照题试针。若针得正确，一进针水银便会流出。若针得不对，就刺不进去。铜人的铸造，对我国医学的发展，尤其在针灸学和针灸教学方面，起了很大的促进作用，故为历来针灸学家所推崇，即至现在仍有学习和研究的价值。

2. 著作

《铜人腧穴针灸图经》全书共 3 卷，公元 1026 年成书。书中把 354 个穴位，按十二经脉联系起来，注有穴位名称，绘制成图，为铜人注解。图样完整，内容丰富，经穴较多而系统。按照图可查到所需用的穴位，按照穴位可查到所治之症候，是我国古代针灸典籍中一部很有价值的针灸学专著。形式略与近代《图解》相似，书中详述各个针灸穴位间的距离长短，针刺的深浅尺度，以及主治、功效等项。上卷，主要论述了十四经（心、肝、脾、肺、肾、胃、胆、大肠、小肠、膀胱、三焦、心包络、任脉、督脉）的经络循行、主治及经穴。中、下卷分别按照头、颈、躯干、四肢的顺序，详叙每一经穴。据宋史《艺文志》记载，原书共为三卷，后于南宋（金大定）时，有人重制补注，改为五卷。

3.轶事传奇

宋时，针灸学非常盛行，但有关针灸学的古籍脱简错讹甚多，用以指导临床，往往出现不应有的差错事故。根据这些情况，王惟一及其同行，产生了统一针灸学的念头及设想，并多次上书皇帝，请求编绘规范的针灸图谱及铸造标有十二经循行路线及穴位的铜人，以统一针灸诸家之说。接旨后，惟一亲自设计铜人，从塑胚、制模以至铸造的全部过程，他都和工匠们生活在一起，工作在一起，攻克了无数技术难关，终于在公元 1027 年铸成了两座针灸铜人。铸成后，仁宗赞口不绝，把它当作一件精湛的艺术品。经王惟一等在旁的医官介绍了铜人的用途和在医学上的价值之后，遂下令"把一座铜人放在医官院，让医生们学习参考；另一座放在宫里供鉴赏。"并让史官把这件事作为一件大事，写入史册："这铜人于天祯五年（公元 1027 年）十月经'御制'完成，以便传到后代。"这时，王惟一又将自己编绘的《铜人腧穴针灸图经》献给仁宗，以作为铜人的注解和姊妹文献。赵祯阅后，非常高兴，又下了一道命令："御编图经已经完成，把它刻在石上，以便传到后代"。铜人和图经，在当时的医疗教学和医官考试中起了很大的作用，为统一和发展我国针灸学作出了很大贡献。

（二）钱乙

1. 生平及主要学术成就

钱乙（约公元 1035~1117 年，宋景佑二年至政和七年），字仲阳，北宋郓州（今属山东，一说东平）人。对医学各科皆通，尤精儿科，有儿科圣手之称，是一位著名的儿科专家。钱乙出身于贫苦家庭，他的姑夫也是一名医生，钱乙跟随姑夫学医，由于他刻苦好学，终于成了儿科名医。晚年，患瘫痪症，仍坚持为群众治病，深受群众爱戴。他所著的《小儿药证直诀》等书，记述了很多儿科常见病及传染病。这本书记载的麻疹、百日咳等症，都是最早见于医书者。对小儿病的诊断，生理、病理特点及儿科病的辨证施治，用药特点，都有很多独到之处。钱氏认为，小儿与成人相比，在生理上，有很多不同之处。在处方用药时，力主要恰到好处，不可有点滴的疏忽大意。否则，毫厘之失，将会造成千里之谬。钱氏根据前人脏腑辨证的理论，系统地提出了小儿科领域的五脏辨证方法，把小儿内脏看成是一个互相联系的整体。同时，又注意到内脏与外界环境的密切关系，并把这一理论，最早地应用于儿科临床实践。钱氏在儿科学上的另一贡献是，他创造性地将中医四诊（望、闻、问、切），应用于儿科临床，婴幼儿说话多不方便，望诊在临床上就显得特别重要。他根据自己的经验，对小儿的全身状况、皮肤、指甲、大小便，特别是头面各部位的气色变化，作了详细的论述和描绘。对儿科常见的麻疹、痘疹、惊风、疳积等病证，都有可贵的记述，并已初步对小儿麻疹、水痘、天花、猩红热等病的鉴别诊断作了描述。还把小儿惊厥和癫痫作了区分。

2. 著作

《小儿药证直诀》，成书于公元 1114 年。为钱乙的学生阎孝忠收集他的经验而成书的。全书共 3 卷。上卷论证，共载小儿诊候及方论 81 篇；中卷述医案，详记钱氏

小儿病医案 23 则；下卷载药方，论述儿科方剂的配伍和
用法。书中简要地记述了小儿病的诊断与治疗，具有较
高的临床实用价值。是继承《颅囟经》的成就，采用《内
经》及诸家学说，结合他自己的经验写成的儿科专书。
六味地黄丸为补阴代表方，原名地黄圆（丸），最早见于
北宋钱乙之《小儿药证直诀》。这是世界上最早的一部
较为系统的儿科专著，较之欧洲最早的儿科著作要早出
300 年。

3. 轶事传奇

钱乙做过一段时间的翰林医官。一天，宋神宗的皇
太子突然生病，请了不少名医诊治，毫无起色，病情越
来越重，最后开始抽筋。皇帝见状十分着急。这时，有
人向皇帝推荐钱乙。于是，钱乙被召进宫内。皇帝见他
身材瘦小，貌不出众，有些小看他，但既然召来，只好
让他为儿子诊病。钱乙从容不迫地诊视一番，要过纸笔，
写了一贴"黄土汤"的药方。心存疑虑的宋神宗接过处
方一看，见上面有一味药竟是黄土，不禁勃然大怒道：
"你真放肆！难道黄土也能入药吗？钱乙胸有成竹地回答
说："据我判断，太子的病在肾，肾属北方之水，按中医
五行原理，土能克水，所以此症当用黄土。"宋神宗见他

说得头头是道，心中的疑虑已去几分，正好这时太子又开始抽筋，皇后一旁催促道："钱乙在京城里颇有名气，他的诊断很准确，皇上勿虑。"于是，皇帝命人从灶中取下一块焙烧过很久的黄土，用布包上放入药锅中煎汁。太子服下一贴后，抽筋便很快止住。用完两剂，病竟痊愈如初。这时，宋神宗才真正信服钱乙的技术，把他从翰林医官提升为很高荣誉的太医丞。

（三）庞安时

1. 生平及主要学术成就

庞安时（公元 1042~1099 年），字安常，蕲州蕲水（今湖北浠水县）人，自号蕲水道人，被誉为"北宋医王"。庞安时幼时聪颖过人，从父习医，并研究黄帝、扁鹊的脉书。后患耳聋，更努力研读《灵枢》《太素》《甲乙》以及涉及医学的其他书籍，兼收并蓄，颇有心得，而尤精于《伤寒论》，以善治伤寒名闻当世。

2. 著作

著有《伤寒总病论》6 卷，另有《难经解义》1 卷《庞氏家藏秘宝》5 卷、《验方集》1 卷、《主对集》1 卷、《本草补遗》等，均亡佚。

3.轶事传奇

庞安时青年时医名就传遍江淮间。他为人治病，不别贵贱，招待住食，尊老慈幼，如病在己；其中不治者，必定如实相告，不再治疗；病家持金来谢，也不尽取，其医德高尚可称。庞氏既精于伤寒，也熟谙温病，内妇儿科，皆有研究，是一位拥有广泛实践经验的医家，其于伤寒与温病尤有发挥。庞氏治伤寒主要是从病因、发病入手，并结合体质、地理、气候等进行探讨，他承前人之说，认为伤寒的病因是"寒毒"，只不过是由于感受邪气的时间、地域、体质不同，而表现出伤寒（指狭义伤寒）、中风、风温、温病、湿病、暑病等不同的证候。对于温热病，庞氏基本上分为伏气和天行两类。前者是冬时中寒，随时而变病，伏气又可有伏寒与伏热之分，但均不同于天行温病。认为天行温病是感受毒性很强的异气引起，颇具有流行性、传染性的病证，是外感热病中另一类性质不同的病证，其治疗与伤寒不同，提出了温病与伤寒分治，认为广义伤寒的病因是"寒毒"，而天行温病则由"异气"引起，提出温病与伤寒分治，指出温病中以温毒最为重险，对温毒五大证的治法遣方颇具特色，其重视预防的思想，也实为可贵。

相传，有一年大旱，浠水城郭乡杨家铺一带瘟疫流行，可庞安时发现他开的方子在别处灵验，而在这里就不灵了。他来到这里一看，才发现这里的村民吃水、用水不分开，都取自污秽不堪的塘堰，要解决问题，必须立即打井。

于是，他找到在当地行医，一个叫杨可的弟子，师徒二人一起上山寻找水源。他们两人走到一个山坡下，庞安时在一颗小树边停下来，见树旁的密密草丛，高兴地说："你看，这么干燥的天气，此处却不断涌出清水，这不是找到了水源吗？"杨可大喜，送走老师之后，按老师的策划设计，开始在此打井，同时请来石匠。将白石打成石井圆圈，一直从井底码砌到井口，共用了72个圆圈，砌成一眼深层泉水井，此井水质清洌。他再用此水煎药给病人服用，果然，药到病除。当地村民取水食用后，男女老幼个个红光满面，疾病全无，齐赞庞安时师徒为他们做了件大好事。于是大家计议，请来一个石匠，在石碑上刻上"庞公井"三个大字，准备立在井边，当庞安时听说这事时，立即赶来劝阻说："井是你们杨家人开，供大家用，怎么把功劳记到我的帐上呢？要是给它取个名，就叫它杨井"。

（四）唐慎微

1. 生平及主要学术成就

唐慎微（约公元 1056~1093 年），字审元，蜀州晋原（今四川崇庆）人，宋代药物学家。唐慎微出身世医之家，学习刻苦，举止朴实，具有高超的医术，对经方尤为专长，成为当时一代名医。元代时（公元 1086~1093 年）在成都，行医多年，亦称他为华阳人。唐氏医德高尚，一生热心于收集流传于民间的医药经验，因此谢绝为官的邀请，长期在民间行医。他治病不分贵贱贫富，不避风雨寒暑，有求必应，从不求诊金财物报酬，但求效方良药知识。

2. 著作

唐慎微在医药上的最大贡献是著述药物学专著《证类本草》，他以《嘉祐本草》和《本草图经》为基础，参阅了《新修本草》《本草拾遗》等专著，总结北宋以前历代药物学成就，在不断积累和研究的基础上，于公元 1082 年编成《经史证类备急本草》32 卷，达 60 余万言。其内容非常丰富，载药 1558 种，新增药物达 476 种，如灵砂、桑牛等皆为首次载入。查阅时有按图索骥之便。

在药物主治等方面，详加阐述与考证，每药还附以制法，为后世提供了药物炮炙资料。该书具有很高的文献价值，唐氏选辑书目达200余种，除医药著作外，还辑录了"经史外传""佛书道藏"等书中有关医药方面的资料。在辑录古代文献时，忠实于原貌，以采录原文为主。对研究六朝、隋唐、五代的药物和方剂学，对辑佚和整理古典医籍，提供了宝贵资料。唐慎微首创了方药对照的编写方法，"集书传所记单方，附于本条之下，殊为详博"，多被后世本草沿用。全书载古今单方验方3000余首，方论1000余首，为后世保存了丰富的民间方药经验。唐氏治学态度严谨，其所引资料均标明出处，为了突出《神农本草经》以示正本清源，凡《本经》原文，均刊印以黑底白文，以示区别。《证类本草》自刊印后，曾先后被政府多次增补，作为国家药典而颁行全国。在我国流传了500余年，并传至朝鲜、日本，足以证明唐氏对我国药物学所作的贡献。

3. 轶事传奇

唐慎微在当时可是一位传奇人物，据记载唐慎微治病是百不失一。宇文虚中的父亲曾患风毒之病，经唐慎微治疗后很快痊愈。但这种病不易断根，唐慎微就亲笔写了一封信交给他，并在信封上注明某年某月某日。可以开封。到了这个日子，宇文虚中父亲的风毒之病果然再次发作。按唐慎微的嘱咐，患者打开了封存已久的留书，只见上面写着三个方子：第一个方治疗风毒再作，第二个方治疗风毒攻注作疮疡，第三个方治风毒上攻，气促欲作咳嗽。患者按方治疗，半个月即获痊愈。尽管唐慎微治病如神，但唐慎微平素从不炫耀自己的本事，仍是沉默寡言。

唐慎微为实现收集众多的古代手抄药学资料，利用自身的优势，想出了一个绝妙的好办法。唐慎微想，读书人接触的书多，让他们来帮着自己收集资料不是更好吗？为此，唐慎微定下一个规矩，凡是士人来找唐慎微看病，分文不取，但只有一个条件，就是希望他们帮助收集名方秘录。这个新奇的办法深得读书人的欢迎。他们在看各种经史百家书时，只要发现一个药名、一条方论，赶紧记录下来告诉唐慎微。就这样，经过长时期的积累，唐慎微终于收集到了大量的医药资料。依靠这些资料，唐慎微编成了本草史上划时代的巨著《经史证类备急本草》（简称《证类本草》）。唐慎微凭借个人之力，终于圆了他自己的一个梦。

（五）成无己

1. 生平及主要学术成就

成无己，（约公元 1063~1156 年）宋代聊摄（今山东阳谷县）人，靖康（公元 1126 年）后，聊摄地归于金，遂为金人，金代伤寒学家。成氏家世儒医，才识明敏，记闻广博，他精于伤寒学。成无己医学造诣很深，又有丰富的临床经验，其学术成就最突出的就是对《伤寒论》的研究，在伤寒学派的形成过程中起到了推动的作用，对后世伤寒学派诸家有很大的影响。

2. 著作

著有《注解伤寒论》10 卷（公元 1144 年）、《伤寒明理论》3 卷（公元 1142 年）、《药方论》1 卷等。他以经注论，以论证经，辨证明理，是注解《伤寒论》的第一家，也是伤寒学派的代表人物。其创始艰难，厥功甚伟，给人无穷启迪，深得后世赞誉。成无己博及精研，深造自得，引《内经》《难经》以阐发仲景诸说，于辨析表里虚实亦有独到之处，对后世伤寒说的发展有很大的影响。成无己因之每引《内》《难》等理论以发明仲景之说，分析其病机、治则、方剂等，不仅使《内》《难》《伤寒》一脉相承，融会贯通，具有探本寻源，互相渗透之妙，同时还起到了经论结合，以论证经的效果。使伤寒理明，内、难有实，成氏所著《伤寒明理论》凡50篇，从"发热"起至"劳复"止，对《伤寒论》中50个主要症状，一一分析其发生机理，病位病性，鉴别不同原因导致其证的不同表现，为临床鉴别诊断提供了很有益的经验，可以说是《伤寒论》最早的一部"症状鉴别诊断学"。成无己论析《伤寒论》方，在制方分类上颇有建树。他不仅在前人的基础上，明确提出了"十剂"的概念，而且宗《内经》《本草》诸说，提出了"七方"之名，称"制方之用，大、小、缓、急、奇、偶、复七方是也。是以制方之体，欲成七方之用者，必本于气味生成，而制方成焉"，又认为"惟仲景方一部，最为众方之祖"，而其"处方之制，无逾是也"。成氏《药方论》择伤寒常用方20首，并为之说明。

（六）许叔微

1. 生平及主要学术成就

许叔微，字知可，公元1080年（北宋元丰三年）生，宋代真州白沙人。学识渊博，尤其擅长医学。公元1132

年（绍兴二年）登科，曾任集贤院学士，故又称为许学士。在医学上，他对张仲景《伤寒论》很有研究，是一个著名的"经方派"医家。在临证中，亦多用仲景方药，疗效甚好。许氏治医，重在辨证。他说："伤寒治法，先要明表里虚实，能明此四字，则仲景三百九十七法，可坐而定也"。他强调在辨证基础上的处方用药，在用药方面，他很推崇《伤寒论》的用药法度，但却能机动灵活的化裁施用。

2. 著作

许叔微研究《伤寒论》在历史上是特别有地位的，是中医伤寒学派的建立者之一，现在很多医生都在学习许叔微的临床思想，都很佩服许叔微。其主要著作有：《伤寒发微论》《伤寒九十论》《伤寒百证歌》五卷。《类证普济本事方》简称《普济本事方》十卷，辑录方剂，辨析病证、医理，并附录了作者本人使用方剂的医案，所以称为本事方。另有《治法八十一篇》《翼伤寒论》《辨类》等著作。

3. 轶事传奇

我们来看一个许叔微的医案，由此可见他到底是一个怎么样的医生。当时太医院有个御医张太医，家里有个妇女得了外感病，古代说是伤寒，张太医治疗了没有效果，就来请许叔微，许叔微来了一看说："当服桂枝"。张太医说我们家有做好的桂枝汤，桂枝汤是张仲景在《伤寒杂病论》里开的第一个方子，治疗营卫不和的表虚证，当人体体表虚弱，外邪来袭的时候，尤其是寒邪来袭的时候，会出现桂枝汤证，主要表现是发热，然后恶寒恶风，然后是自汗出，尤其以自汗为主要。桂枝汤组成很简单，桂枝、芍药、炙甘草、生姜、大枣就这五味药。张太医说家里有，许叔微说多吃。喝了好多次结果一点效果都没有，就又请许叔微来问原因，许叔微也奇怪，按说对症了一剂药应该见效。许叔微让他们把药拿来看一下，一看许叔微说药用错了，桂枝是桂树的树枝，你虽然用的是桂树上的东西，但是却用错了，桂树上有两种药材：肉桂和桂枝。肉桂是树上的厚皮；桂枝，是桂树上细的树枝。肉桂气味厚重，治疗内脏，温阳敛气；桂枝是治疗表皮，辛温发散，吃了通行血脉，让人微微地出汗。你们家用的是肉桂，错了。然后许叔微亲自抓药，文献记载是："一啜而解"。许叔微就是这样，治疗效果特别好，对张仲景的方子研究的特别深。

（七）刘完素

1.生平及主要学术成就

刘完素（约公元 1110~1209 年），字守真，自号通元处士。金元四大家之一。金河间（今河北省河间县）人。因而后人有称呼他为刘河间者。他很重视《内经》理论，特别对五运六气很有研究。一生著有很多书，以《素问玄机原病式》《宣明论方》为代表作。刘氏对热性病和其他杂病的治疗，有很丰富的经验。在学术上，倡导"六气皆从火化"的学说。在治疗上，主张降心火，益肾水，善于用清凉解毒的方药。故后世称他为"寒凉派"的创始人。

2.著作

其主要著作有：《素问玄机原病式》1 卷，成书于公元 1186 年。根据《素问》中有关五运六气，病机方面的原文及王冰注，加以发挥而成。着重于阐述治火热症用寒凉法。《素问病机气宜保命集》，成书于公元 1188 年，全书共三卷，分为 32 门。首为原道、原脉、摄生、阴阳诸论，次为论证、处方用药。《黄帝素问宣明论方》7 卷（一说 15 卷）。包括伤寒、杂病、妇女、小儿、痔瘘、眼诸科证治。倡用凉剂，但不可拘泥。刘完素在医学方面的著作很多，除上述之外还有《三消论》《运气要旨论》《医方精要》《素问药证》等。

3. 轶事传奇

刘氏青年时代，就立志献身医学，二十五岁起专心研究医学。他主张处方用药，因人而施，病人的生活状况、所处环境及病情，各不相同，因而用药也应有异。宋朝在医学上有个制度，一度要求医生处方用药，要使用官颁方剂——局方，不可随意化裁配方，在一定程度上，束缚了医生的手脚，使医者不能辨证施治，对症下药。刘氏对此，极为不满，遂标局方之异，另立处方，对此作了坚决的斗争。关于火热论：这是刘氏创立的"寒凉派"学说的核心。因为当时热性病流行，而一般医学家多用辛燥之方，往往不能收效。刘氏从中吸取经验教训，结合临床对病理机制的认识，提出了"主火论"的观点。认为火热为导致临床多种证候的重要因素。

刘完素虚怀若谷的故事：刘完素是宋朝很有名的医学家。有一次他生了病，吃了许多药，病情也不见好转。一天，他的朋友张元素来探望他。张元素也是个大夫，他提出给刘完素看病。刘完素心里有些不愿意，自己的病如果被他治好了，那不是很没面子？但他转念一想：我平时最提倡同行间互相学习，怎么轮到自己就糊涂了呢？于是，他很高兴地请张元素帮他治病。两人一起分析病情，研究药方，终于找到了病根。不久，刘完素恢复了健康。此后，两人经常在一起，交流医学上的疑难问题，医术都大有长进。刘完素的故事告诉我们，知识再渊博的人也有不足的地方。在日常生活中，我们要虚心接受并采纳他人的意见和建议，并诚挚地学习别人的长处。

（八）张从正

1. 生平及主要学术成就

张从正（公元1156~1228年），金元四大家之一，名从正，字子和，号戴人，宋金时睢州考城（今河南省考城县）人。是着重研究《内经》《难经》《伤寒论》等古典医籍的经方派，同时也主张"古方不能尽医今病"。张氏与刘完素虽为同时期人，但较刘为晚，因而使其有机会与刘氏结交，并阅读到他的著作，继承和发扬刘氏学说。在内、外、妇、儿等临床医学方面，有丰富的经验和独创的见解，并独成一家，对祖国医学的发展有一定的贡献。张氏根据"驱邪即所以补正"的观点，多用汗、吐、下"攻病三法"。因此，后人称他为"攻邪派"或"攻下派"。

张氏很同情劳动人民的疾苦，医疗面向群众，从他的病案不难看出，绝大多数属于劳动人民，有些穷苦人请他治病，哪怕有二百里路程，也应邀亲自前往诊治，一生治愈了许多凶险危症，解除了大量患者的病痛，深受群众欢迎。张氏主张医生要精于自己的业务。他最鄙视那些不学无术、冥顽不灵的时髦医生。和刘完素一样，他虽为"经方派"，但善于接受新事物，不拘泥于古书，主张"古方不能尽医今病"，因为古人创立药方，是在树立原则，而病情千变万化，不能墨守成规，不据症诊断而死啃药方，抄抄古书上的方药，而草率投药治病。张氏认为疾病自外而入，或由内而生，都是邪气，邪气侵入人体，应迅速扑灭。见病则治病，病去则少服或不服药剂，不要迷信补药，无病就是健康；与其多服补药，不如注意营养，锻炼身体。这些见解很有道理。

2. 著作

其代表作《儒门事亲》，成书于公元 1217 至公元 1221 年间，全书共 15 卷。其中《儒门事亲》仅占 3 卷，其他是《治病百法》3卷;《十形三疗》3卷;《杂记九门》1卷;《撮要图》1卷;《治病杂论》1卷;《三门六法》1卷;河间先生《三消论》1卷;《治法心要》1卷;《世传神效名方》1卷,看来是个杂集。据云,只有前3卷(《儒门事亲》)是张从正的手稿,其余皆是其弟子所录张氏的平时言论集和收录的别人的著述,是一部杂记式的著作。该书注重阐发邪实为病的理论,倡导攻下三法治疗诸病。书中以六邪归纳诸病之因,以三法治之,名之为"六门三法",此即为该书创立的"攻邪论"的主要思想。在具体应用汗吐下三法时,作者从治法范围,适应证、禁忌证等方面作了系统阐述,较前人认识有了较大的扩充。三法均有具体用法、注意事项、禁忌证,应用范围广泛,内容丰富,所用药物遵崇完素,偏于寒凉,颇有心得。同时书中对应用补法有独到见解,认为邪去后才可言补,重在以五谷、五菜、五果、五畜、五菜充养之,并批评世风好补之偏。另著有《三复指迷》《张氏经验方》等。

3. 轶事传奇

他在经络针灸的研究和应用方面也是高手。但他性情很孤傲,有时他的本领连他的好朋友都不知道。有一次,他与好友魏寿之一起进入一家饭馆用餐,饮酒正至高兴时，看到一个男子得了一个肿瘤，正好长在眼睛上面的内眼角处，颜色象李子一样灰紫，向下垂着，把眼睛遮住了看不到外面的东西。张从正就对魏寿之说：用不着等到饭煮熟了我就可以把这个瘤子去掉，你信不信？魏当然不会相信。张公看他不信就说：那我就取给你看。就对病人说了要为他治病，病人有些半信半疑，说：人们都不敢割，怕伤到眼睛，你有什么特殊的办法吗？张公说：我不用刀，有别的更好的办法。那个人一想，反正一直治疗不好，不如就试试吧，病急乱投医嘛。张公令他侧卧在一床上，刺乳中出了很多血，在瘤上也用针刺了几下，先令病人用手揉眼睛，出了很多象雀粪一样的东西，一会儿瘤子就消失了，走出了房间。魏寿之大惊，说："你这个本事怎么我一点也不知道呀？"张公说："我有的本事怎么可以都让别人知道呢？"

（九）李东垣

1.生平及主要学术成就

李东垣（公元1180~1251年），也是金元四大家之一，名杲，字明之。金元间真定（今河北省保定市）人。李东垣从师于张元素，属易水派，是中医"脾胃学说"的创始人。李东垣十分强调脾胃在人体的重要作用，因为在五行当中，脾胃属于中央土，因此李东垣的学说也被称作"补土派"。李杲幼年就喜爱医学，曾捐款千金而跟随易州张元素学医，学了没有几年，就掌握了张氏的各种医学技术，除精通内科外，还擅长外科、五官科和针灸各科，在学术上受其影响很深。他在医学上的主要贡献，是在金元各派学术争鸣的过程中，通过自己的临证实践，创制并逐步完善了"补土派"的理论，为充实和发展祖国医学，作出了卓越的贡献。

2. 著作

李氏主要著作有《内外伤辨惑论》，成书于公元1231年，全书共三卷。是李杲生前定稿并作自序的唯一一部著作。该书卷上为辨证，详论诸证候内伤与外感之别；卷中为饮食劳伤、四时用药加减、暑伤胃气等医论及补中益气汤、神圣复气汤等方论内容；卷下为用药所宜、所忌，以及酒客病，临病制方，随时用药等内容。全书围绕饮食劳倦所伤而致脾胃病的诊察及治疗用药等理论作了较全面而系统的阐述。突出了脾胃盛衰在内伤病的发生、发展、变化中的重要地位，并由此在内伤诸疾的治疗中加以充分体现，补中益气汤是他创立的名方之一，也是其遣药制方的代表。《脾胃论》成书于公元1249 年，全书共 3 卷。此书集中了作者主要的学术思想和成就，是依据其临床实践，结合医学理论，认为脾胃在人体生理活动中最为重要。提出"内伤脾胃、百病由生"的主张。倡导培补脾土、潜降阴火的治则思想，形成较为系统的脾胃内伤病的辨证论治理论体系。书中用方虽多延用《内外伤辨惑论》，但又作了进一步的理论阐发，总以培土补中，甘温除热，甘寒泻火为原则。《兰室秘藏》三卷。以《素问》"藏诸灵兰之室"而命名，全书分二十一门。书中对饮食劳倦，中满腹胀，心腹痞，胃脘痛等的治疗，均有专门论述。另有《药象论》《医学发明》《伤寒会要》等。

3. 轶事传奇

李杲曾从师于当时的名儒翰林学士王若虚、冯叔献学习《论语》《孟子》和《春秋》。此后不久，李杲的母亲王氏患重病，请了家乡好多医生，诊断治法众说不一，几乎吃遍各种方药，病情不但不见好转，反而日益加剧，最终还是死去。李杲因自己不懂医学只能眼睁睁看着亲人被疾病折磨而丧生，感到十分悲痛。他发誓说，如果遇到良医，我一定拜其为师，以补我的缺憾。

李杲求医心切，不惜远离家乡四百余里，挟千金拜张元素为师。经过数年的刻苦学习，李杲"尽得其法"，基本掌握了张元素的学术思想和诊疗技术，遂辞别元素返回故里。凡经李杲诊治的病人，尽管皆为疑难杂证，但多获奇效。

李东垣的父亲通过自己的关系让他进纳得官，大约在30多岁时，李杲按照金朝的制度向官府交钱买了个官位，做了济原（今河南境内）的税务官。在此期间，流行一种俗称"大头天行"的疾病，即一种以头面红肿、咽喉不利为主症的传染病。当时的医生查遍医书也找不到古人对此病的论述，多用泻剂治疗但均不获效，而一泻再泻往往使病人一个接一个地死去。尽管这样，医生并不认为是误治之过，病人家属对此也无异议。唯有李杲觉得病人死得冤枉，于是他废寝忘食地研究本病，从症状到病因反复探讨，他废寝忘食，像顺着河水去找水源一样，探求病变的现象与根源，终于制定出方剂，给病人服食后，见到了收效。就特意的把它刻在了木板上，悬挂在人群聚集的地方，而采用了这种方药的人，没有不见效的。当时百姓以为此方为仙人所传，把它刻于石碑之上。

（十）朱丹溪

1. 生平及主要学术成就

朱丹溪（公元 1281~1358 年），金元四大家之一，名震亨，字彦修。因世居丹溪，故人称朱丹溪，或尊称为丹溪翁。元代金华(今浙江省义乌县)人。朱氏在研习《素问》《难经》等经典著作的基础上，访求名医，受业于刘完素的再传第子罗知悌，成为融诸家之长为一体的一代名医。力倡"阳常有余，阴常不足"之说，申明人体阴气、元精之重要，故被后世称为"滋阴派"的创始人。临证治疗，效如桴鼓，多有服药即愈不必复诊之例，故时人誉之为"朱一贴"。弟子众多，方书广传，是元代最著名的医学家。与刘完素、张子和、李东垣不同，朱丹溪生活在南方，生活年代较前三人为晚。当时因连年战争，统治者腐败无能，苛捐杂税极重，增加了人民群众的负担，营养条件很差，身体柔弱。加之江南地土低洼，气候炎热，湿热相火为病甚多，病家多易伤阴。但是，当时医界盛行用辛燥药较多的《局方》治病，非但治不好病，反而加重病情，甚至造成死亡。为了纠正这一偏向，朱氏用清滋之品，颇能见效，因而自然就提倡养阴之法。朱丹溪一生，活了 78 岁，死于公元 1358 年。他所创立的养阴派学说及其著作，大大丰富了祖国医学对病因病机的认识及处方用药的内容和范围，对祖国医学的发展有较大的贡献，受到后世医家很高评价，亦为国外医家所重视。

2. 著作

著有《格致余论》《局方发挥》《金匮钩玄》《本草衍义补遗》等。此外，流传有关丹溪之书亦很多，其中以《丹溪心法》《丹溪心法附余》最有代表性，但均非丹溪本人所著，系后人将朱氏临床经验整理而成。

3. 轶事传奇

朱丹溪祖父名环，父名元，母戚氏。祖父辈均以孝闻名乡里。朱丹溪的堂曾祖朱杓，精通医学，著有《卫生普济方》，重医德。堂祖父叔麒，宋咸淳进士，晚年从事医学，医德十分高尚，他们均对丹溪有一定的影响。元至元十八年（公元1281年）十一月二十八日，朱丹溪诞生于浙江义乌县赤岸村。朱丹溪自幼聪敏好学，日记千言。元贞元年（公元1295年），丹溪父亲因病去世。丹溪和两个弟弟都尚年幼，全家靠戚氏一人支撑。朱丹溪的童年既经历了艰辛的磨难，又得到了母亲的良好的教育与熏陶。

在逆境中成长的朱丹溪，性格豪迈，见义勇为，从"不肯出人下"。元大德四年（公元1300年），朱丹溪年满20岁，时任义乌双林乡蜀山里里正。他刚正不阿，敢于抗拒官府的苛捐杂税，因而深得民众的拥护，连官府都忌他三分。

丹溪30岁时，母亲患病，而很多医生都没有办法，因此他就立志学医。他刻苦钻研《素问》等书，"缺其所可疑，通其所可通"，克服了学习上的种种困难，经过5年的勤奋苦学，既治好了母亲的病，也为日后的医学打下良好的基础。这时，丹溪已经36岁，他在强烈的求知欲驱使下，到东阳从师许谦，学习理学。过了4年，成为许谦的得意门生。后来他将理学结合于医学，推动了医学理论的发展。

延祐元年（公元1314年）八月，恢复科举制度。丹溪在学习期间，曾参加过两次科举考试，但都没有考中。科举失败并没有使丹溪灰心，他认为，要使德泽远播于四方，只有学医济人，才是最好的选择。这时，他的老师许谦，卧病日久，也鼓励丹溪学医。于是，朱丹溪决意断绝仕途，专心从事医学事业。有志不在年高，朱丹溪专业从医的时候，已40岁了。他一心扑在医学上，学业大有长进。过了两年，丹溪42岁时，治愈了许谦多年的顽疾。

泰定二年（公元 1325 年），朱丹溪听说有个叫罗知悌的，为"宋理宗朝寺人，业精于医，得尽刘完素之再传，而旁通张从正、李杲二家之说"，但性格狭隘，自恃医技高明，很难接近。朱震亨就去拜他为师，但几次往返登门拜谒，均未得亲见，前后持续了三个多月。但他心诚意真，求之愈甚，每日拱手立于门前，置风雨于不顾。有人对罗先生祥细介绍朱震亨的为人与名声后，始获相见，谁知却一见如故。罗知悌对朱震亨说：学医之要，必本于《素问》《难经》，而湿热相火为病最多，人罕有知其秘者。兼之张仲景的书，详于外感；李东恒的书，重在内伤，必需两者都掌握了，治病方无所憾。闻此，朱氏向日之疑尽皆冰释。罗先生时已年过古稀，卧于床上，并不亲自诊视，只是让弟子察脉观色，但听回禀便处方药。随其学习一年之余后，朱震亨医技大进，尽得诸家学说之妙旨。回到家乡，乡间诸医"始皆大惊"，不知他在外边学了多大本事，但看其处方用药，又嘲笑不已，以为不伦不类。但朱震亨正是用这种被众医斥之为离经叛道的方法治愈了许谦的痼疾。从此，四方求治者、求学者盈门不绝。朱震亨总是有求必应，不避风雨，致使贴身仆人均难受其苦，怨声不绝。

（十一）张元素

1. 生平及主要学术成就

张元素（公元 1151~1234 年），是金元时期的另一个著名的医学家，字洁古，宋金时易州（今河北省易水县）人。对医药的研究尤其是药物学的研究有很多独到之处，有"神医"之称。著有《珍珠囊》《脏腑标本药式》《医学启源》《药注难经》等书。对中药的理论研究和临床应用，作了精辟的论述。对我国药物学的发展，起到了积极的推动作用。

张元素在医学上的成就，主要表现在他对基础医学理论的研究和药物学、方剂学方面，他首创了中药的引经报使学说，给药物学的发展，开拓了一个新的境界。元素的学术思想，主要来自《内经》，他对《内经》不但有精深的研究，而且有不少发挥。在其《医学启源》上卷中，用了很多笔墨，条析脏腑病机，并附以脏腑用药心法。以脏腑寒热虚实言病机辨证，以五运六气之气化言制方遣药，实为元素学术思想之精华。张元素对药物的气味、归经、补泻等问题颇有阐发，善于把古代药物学知识与临床结合起来，用药虽法度严谨，但又能灵活变通，真正作到了有常有变，得心应手。

2. 著作

张元素主要著作有:《珍珠囊》1卷，残缺已甚。《脏腑标本寒热虚实用药式》1卷。李时珍《本草纲目》，赵双湖《医学指归》，周学海《丛书》中均有刊用。《医学启源》3卷，上卷论述脏腑、经脉、病因、主治等；中卷为《内经》主治备要及六气方治；下卷为用药备旨。这是张元素为教门人弟子而写的一部教科书。他的学生李东垣，就是从这部书得到教益，最后而成为名医的。另外，还著有《药注难经》久已散佚。《洁古家诊》残缺已甚。《医方》30卷，已散佚。

3. 轶事传奇

张元素8岁试童子业，27岁考中进士，后因官场不得志，而改学医学。张元素与刘完素两人都是河北省人，相距不远，虽学术观点不同，但私人感情很好。有一次，刘完素患了伤寒病，七八天病势不减，头痛、呕吐、纳呆，元素主动要求给刘诊治，但因学术派别不同，再加上元素声望不如刘高，起初刘不太乐意让元素诊治，但张元素态度诚恳，并耐心地解劝和安慰刘，使刘深受感动，最后还是服了张开的处方，疗效很好，很快就治愈了。从此以后，刘就广泛宣传张的医术高明，两人关系更加融洽了，张氏在医学上的名望也由此大增。元素一生教了几个很有成就的学生，其中最有名的，是金元四大医学家之一的李东垣，和当时名医王好古。

（十二）宋慈

1. 生平及主要学术成就

宋慈（公元 1186~1249 年，南宋孝宗淳熙十三年至理宗淳佑九年），字惠父，福建建阳人。毕生从事法医学研究，是我国和世界历史上一位伟大的法医学家。宋慈少年拜朱熹的弟子吴稚为老师，受朱熹理学思想的熏陶颇深。青年时代，进入太学（当时的国立大学）读书，因他聪明好学，文章写得很好，深受当时太学的主持人真德秀赏识，再加上他勤学好问，交往名流学士甚多，因此，学识非常渊博。在他 31 岁那年，登进士弟。宋慈在 20 余年的宦海生涯中，先后四次出任广东、江西、广西、湖南四处刑事长官，以断狱著称，在长期的断案过程了积累了丰富的法医检验经验，并对当时已有的法医学著作《内恕录》等加以综合、核定和提炼，于宋理宗淳祐七年（公元 1247 年），创作完成了《洗冤集录》。

　　宋慈的学术思想，主要反映在他的著作《洗冤集录》中。他有科学而严谨的治学态度，有朴素的"雪冤禁暴"的人道主义思想，因而，使其在法医学领域和病理解剖学、急救处理等方面，都有着很高深的造诣，为我国和世界法医学的发展，作出了很大贡献。宋慈重视现场考察的科学求实精神，是宋氏法医学学术思想的核心。现场和尸体状态的考察固然重要，但验尸和办案方法也不可忽视。在这方面，宋慈很有研究，他所创制的一些方法，用现代的眼光看来，也是有着充分的科学根据的，是符合现代科学知识的。如在验尸时，他认为要注意观察尸体状态及皮肤的细小变化，他指出尸体上有微赤的瘀痕，是死后因血液循环停止，血液凝积而形成的"尸斑"。又指出破伤风的尸体，肌肉呈收缩状态，口眼稍斜，拳手缩脚。还指出瘢疹伤寒的死尸，还可以保留一个时期的瘢疹等等。这些都符合现代生理病理学观点。他在《洗冤集录》中，念念不忘写入一些应急急救的治疗方法，以期让同道们在处理案件过程中，遇到尚有解救之可能者，应尽力解救。宋慈重视法医检验工作，这也是他长期从事这方面的研究，并深有体会的一点，即在案情决定不下来时，考虑能否找到一个很好的方法，检验谁是谁非，谁罪谁冤。他亲自动手作了一些简单的实验，如阳光下用黄油伞罩定尸骨，迎日隔伞看骨，以检验尸骨生前伤的方法，"滴血入水"和"滴血入骨"，以断定亲缘关系的方法，都是有着一定的科学道理的，当然这些方法还过于原始，应用中还有很多问题。但在七百多年前的南宋时代，宋慈能作如此大胆科学的尝试，本身就是一件了不起的事情。此外，宋慈在解剖学上也是很有研究的。他所绘制的人体解剖图谱，与现代解剖学有很多相吻合之处，无论从图的准确性方面，还是从研究规模的深度和广度方面，都远远超过了宋以前的任何一本同类著作。就是宋以后，以至于清代，在对人体认识方面，能达到宋慈水平的也为数不多。这些成就的取得，足以证明宋慈在担任各级刑法官期间，作了大量的法医尸体解剖工作。

2. 著作

宋慈的《洗冤集录》也是世界上第一部有权威的法医学著作。它的问世时间，比西方 17 世纪初意大利法医学家菲德里（Fortunto Fedeii）的法医学著作，要早出三百五十多年。它的内容丰富，涉及生理、药理、预防、诊断、治疗、急救、检验等医学领域。全书共分四卷（亦有五卷本）。第一卷，记述了检验总论、尸图、验尸、洗罨等内容。第二卷，记述了殴手足、物伤、溺死、焚死等内容。第三卷，记述了疑难杂说，各种中毒、服毒死亡等内容。第四卷，记述了治疗法（包括救治缢死、溺死、刀伤、火伤、中砒毒、中巴豆毒、煤气中毒等解救办法和具体方药）。为一本较为完备的法医学专著。《洗冤集录》成书之后，立即"奉旨"颁行，是当时直至元、明、清各代，七百多年，一直是各级刑法官案头的必读、必备之书。自晚清以来，逐渐传到国外，被译成英、法、俄、日、德、朝鲜等，将近十种文字，广为传播。《洗冤集录》在我国文化遗产中，在世界科学史上，都占有光辉的一页。

在《洗冤集录》中，有一些检验方法虽属于经验范畴，但却与现代科学相吻合，令人惊叹。如用明油伞检验尸骨伤痕，就是一例。再如书中论述的救缢死法，与当代的人工呼吸法，几乎没有差别。还有用糟、醋、白梅、五倍子等药物拥罨洗盖伤痕，有防止外界感染、消除炎症、固定伤口的作用，也与现代科学原理一致，只是使用的药物不同而已。诸如此类，不胜枚举。作者运用和记载这些方法，目的在于查出真正的死伤原因，无不体现了求实求真的科学精神。

（十三）陈自明

1. 生平及主要学术成就

陈自明（约公元 1190~1270 年，宋代光宗绍熙元年至度宗咸淳六年），字良甫，宋代临川县人，南宋医学家。曾任建康府明医书院医谕，从小随父学医。14 岁即已通晓《内经》《神农本草经》《伤寒杂病论》等经典医学著作。他于嘉熙年间（公元 1237~1240 年）任建康（今南京）明道书院医学教授之职时，我国中医妇产科尚不完备，也没有专著。他认为"医之术难，医妇人尤难，医产中数症，则又险而难"。因此，潜心钻研中医妇产科，遍览医籍，博采众长，结合家传验方进行整理，于嘉熙元年（公元 1237 年）编成我国历史上最早的一部妇产科专著《妇人大全良方》。

2. 著作

《妇人大全良方》全书共 24 卷。成书于公元 1237 年，是以李师圣、郭稽中所著的《妇人产育宝庆集》为蓝本，采集诸家的学说，附以家传验方编辑成书的。克服了原书中"纲领散漫而无统，节目简略而未备"等缺点，力争删繁就简、纲举目张，说理清楚，便于读者阅读。书中分调经、众疾、求嗣、胎教、妊娠、坐月、产难、产后八门，共二百六十余论，论后有附方及医案，是一部妇产科的专著。为提高和丰富祖国妇产科学的理论和技术，作出了贡献。在这本书中记载了公元454年，褚澄关于实行晚婚的主张和理由，提出男子30而娶，女子20而嫁。理由是："皆欲阴阳完实，然后交而孕，孕而育，育而坚状强寿"。除此之外，陈氏还记述了人工流产的适应症。在这本书中，陈氏还记载了很多难产情况和处理方法，他指出："横产儿先露手臂，当令产妇安然仰卧，接生的人推儿手使入，直上头顺产门渐渐逼身，以中指摸儿肩，不使脐带绊住，再向上推而把位置移正"。又说："倒产先露儿脚，当令产妇仰卧，接生的人把儿脚推入，不可使产妇过分用力，也不可惊慌"。从所介绍的处理难产的方法，就可以看出是比较科学的。有的至今仍在沿用，在八、九百年以前，我国妇产科学已经达到如此高度，实在是一件了不起的事情。此外，这本书对月经病的生理和病理的认识，对产后诸疾，尤其是产褥热的描述，都有较为科学的记载。为以后妇产科学的发展奠定了基础。

陈自明还精通外科，于公元1263年著有《外科精要》3卷传于世。该书对治疗痈疽极有创见，认为"外科疮疡"不是单纯的局部病变，而是人体脏腑气血寒热虚实方面盛衰变化的后果，在治疗上不能满足局部攻毒，而应着眼于内外结合，服敷结合，治标与治本结合。

第四章　明清至鸦片战争时期

一、时代特征

明清至鸦片战争发生前是中国君主专制社会的后期，这一时代是中医药学的鼎盛和创新时代。元末发生全国性的农民大起义，社会动荡，朱元璋于公元1368年统一了中国，建立起这个明王朝，经过276年的统治，又被李自成的农民起义军推翻，满清乘机入关，建立起第二个由少数民族统治全国的清王朝。清朝初年，对汉民族采取了怀柔政策，很快取得了统一全国的胜利，经过清朝前期的休养生息，出现了"康乾盛世"，经济繁荣、版图扩大，成为汉唐以后第三个封建强国。

这一时期国家长时期统一稳定，封建经济高度发展，文化科学取得多方面成就，推动古代中医学发展至鼎盛时期。明末清初西方科学技术随传教士进入中国，一些知识分子开始接受和介绍西方科学文化知识，这也对中医学的发展产生了较大的影响。明清一来中医学承袭宋金元的基础，兼之社会经济发展对医学的推动，名医辈出，医著如雨后春笋。基础理论和临床各科进一步丰富和成熟，已进入全面、系统、规范化的总结阶段。清代温病学发展至鼎盛阶段，著名医家叶天士、薛雪、吴鞠通、王孟英等，建立了较为系统的温病学理论。温病学术体系的确立，是明清医学史上的重大成就，是中医学面对急性传染病的流行另辟新径的创新发展。对天花的认识和人痘接种术的运用，是明代医学发展的又一突出创新。它是欧洲发明牛痘接种术的基础和先驱，开创了人类预防天花的新纪元。这一时期的医学著作更为繁多，流传至今的也可谓汗牛充栋。有楼英的《医学纲目》、张景岳的《景岳全书》、王肯堂的《六科准绳》、张三锡的《医学六要》。温病（包括传染性和非传染性发热性疾病）方面成就的代表著作有吴又可的《瘟疫论》、叶桂的《温热论》、薛雪的《湿热条辨》、吴鞠通的《温病条辨》、王孟英的《温热经纬》等。其他著名的医学著作还有吴谦的《医宗金鉴》、程钟龄的《医学心悟》、陈修园的《陈修园医书》等。其他专科方面有陈实功的《外科正实》、伪托傅山的《傅青主女科》、陈复正的《幼幼集成》、杨继洲的《针灸大成》等。

二、著名医家、著作及轶事传奇

（一）楼英

1. 生平及主要学术成就

楼英（公元 1332~1401 年），一名公爽，字全善，号全斋，明萧山楼塔人。从小就刻苦好学。早年与哥哥楼泳一起在"仙岩寺"求学，认真攻读《易经》，学习医道。楼家三代从医，聪明好学的楼英继承祖业，10 岁就可开始给乡亲们诊脉治病。他热诚地接待病人，贫富不分，秽臭不怕。他善于了解病人的病情变化，以"阴阳五行生化万物"之说，提出诊病"必先分别血气、表里、上下、脏腑之分，以知受病之所在；次察所病虚、实、寒、热之邪以治之"的中医原则。在行医中，重因人、因病、因时而异，施以药疗、理疗、针疗等法，所以他的治病效率较高。他边治病边总结经验，积累了大量的资料，医疗技术也与日俱增。没过几年，他的名气就传遍了四方。对穷苦人治病，不收分文。各地的病人都纷纷慕名前来求医，他很快成为了元末明初的一位江南名医。

为了总结前人医道为后人留下的经验，他决心编写医著，他利用治病的间隙，博览大量的医著，还求朋访友，足迹遍云南、贵州等地。广搜博采，积累资料。在另一位名医戴元礼的帮助下，经过努力，他编成了一部《医学纲目》，共四十卷。这是一部按人体内脏分类法编写而成的，文章结构紧密，阐述有条有理，概括性强。这部书成为明清以来医家必读之书，实用价值很高。

2. 著作

楼英著作有《医学纲目》40卷、《内经运气类注》4卷、《周易参同契药物火候图说》《仙岩文集》2卷及《江潮论》《守分说》《仙岩日录杂效》《正传录》等。其中尤以《医学纲目》一书为最。

《医学纲目》系综合性医书。嘉靖四十四年（公元1565年），曹灼予以刊行。此书集《内经》以来历代医家方书、文献及其本人几十年临床经验之大成，全书资料丰富，纲目清晰，选论治方很有法度，前后耗时30年，是李时珍编撰医药巨著《本草纲目》的重要参考资料。全书共40卷，分11部，以阴阳脏腑分病为纲。卷1~9为阴阳脏腑部，属医学总论，详述阴阳、脏腑、察病、诊法、用药、针灸、调摄、禁忌等。卷10~15为肝胆部。卷16~20为心小肠部，卷21~25为脾胃部，卷26为脾肺部，卷27为肺大肠部，卷28~29为肾膀胱部，分别介绍各脏腑有关病证证治。作者根据病证的症候特点，分别归属脏腑，并分门论述，如将中风、癫痫、痉厥、劳风、瘿、怒气、破伤风、子痫、目疾等证归入肝胆部。所述病证多属常见病，以内科杂病为主，兼及外科、妇科、五官科等病证。卷 30~33 为伤寒部，以伤寒为主，兼载温病、暑病、温疫等。卷 34~35 为妇人部，述妇人通治、经、带、胎、产等。卷 36~39 为小儿部，载小儿通治、五脏所主病。卷 40 为运气部。

（二）李时珍

1. 生平及主要学术成就

李时珍（公元 1518~1593 年）中国古代医药学家，明朝人，字东璧，晚年自号濒湖山人，湖北蕲春县蕲州镇东长街之瓦屑坝（今博士街）人。后为楚王府奉祠正、皇家太医院判，去世后明朝廷敕封为"文林郎"。

其祖父是草药医生，父亲李言闻是当时名医，曾任太医院例目。当时民间医生地位低下，生活艰苦，其父不愿李时珍再学医药。李时珍 14 岁时随父到黄州府应试，中秀才而归，李时珍出身于医生世家，自幼热爱医学，并不热衷于科举，其后曾三次赴武昌应试，均不第，故决心弃儒学医，钻研医学。23岁随其父学医，医名日盛。1559年被推荐上京任太医院院判。太医院的工作经历，有可能给他的一生带来了重大影响，为编写《本草纲目》打下基础。这期间，李时珍积极地从事药物研究工作，经常出入于太医院的药房及御药库，认真仔细地比较、鉴别各地的药材，搜集了大量的资料，同时还有机会饱览了王府和皇家珍藏的丰富典籍，包括《本草品汇精要》。与此同时从宫廷中获得了当时有关民间的大量本草相关信息，并看到了许多平时难以见到的药物标本，开阔了眼界，丰富知识。一年后辞官返乡后坐堂行医，致力于对药物的考察研究，李时珍在数十年行医以及阅读古典医籍的过程中，发现古代本草书中存在着不少错误，决心重新编纂一部本草书籍。35岁开始编写《本草纲目》，以《证类本草》为蓝本，参考了800多部书籍，其间，自公元1565年起，先后到武当山、庐山、茅山、牛首山及湖广、安徽、河南、河北等地收集药物标本和处方，并拜渔人、樵夫、农民、车夫、药工、捕蛇者为师，参考历代医药等方面书籍925种，考古证今、穷究物理"，记录上千万字札记，弄清许多疑难问题，历经27个寒暑，三易其稿，于明万历十八年（公元1590年）完成了192万字的巨著《本草纲目》。

此外李时珍对脉学及奇经八脉也很有研究。著述有《奇经八脉考》《濒湖脉学》等多种。

2. 著作

（1）《濒湖脉学》成书于嘉靖四十三年（公元1546年），全书用歌赋体形式，分《七言诀》和《四言诀》两部分，《七言诀》论述浮、沉、迟、数等27脉形状、主病及相似脉的鉴别，而《四言诀》则综述脉理、脉法、五脏平脉、杂病脉象等。

（2）《本草纲目》凡16部、52卷。全书收纳诸家本草所收药物1518种，在前人基础上增收药物374种，合1892种，其中植物1195种；共辑录古代药学家和民间单方11096则；书前附药物形态图1100余幅。这部伟大的著作，吸收了历代本草著作的精华，尽可能的纠正了以前的错误，补充了不足，并有很多重要发现和突破。是到公元16世纪为止中国最系统、最完整、最科学的一部医药学著作。李时珍打破了自《神农本草经》以来，沿袭了一千多年的上、中、下三品分类法，把药物分为水、火、土、金石、草、谷、菜、果、木、器服、虫、鳞、介、禽、兽、人共16部，包括60类。每药标正名为纲，纲之下列目，纲目清晰。书中还系统地记述了各种药物的知识。包括校正、释名、集解、正误、修治、气味、主治、发明、附录、附方等项，从药物的历史、形态到功能、方剂等，叙述甚详，丰富了本草学的知识。根据马元俊先生的研究，李时珍在植物学方面所创造的人为分类方法，是一种按照实用与形态等相似的植物，将其归之于各类，并按层次逐级分类的科学方法。李时珍将一千多种植物，据其经济用途与体态、习性和内含物的不同，先把大同类物质向上归为五部（即草、目、菜、果、谷为纲），部下又分成30类（如草部9类；木部6类；菜、果部各7类；谷5类是为目），再向下分成若干种。不仅提示了植物之间的亲缘关系，而且还统一了许多植物的命名方法。《本草纲目》不仅为中国药物学的发展作出了重大贡献，而且对世界医药学、植物学、动物学、矿物学、化学的发展也产生了深远的影响。书中首创了按药物自然属性逐级分类的纲目体系，这种分类方法是现代生物分类学的重要方法之一，比现代植物分类学创始人林奈的《自然系统》早了一个半世纪，被誉为"东方医药巨典"。

3. 轶事传奇

有人说，北方有一种药物，名叫曼陀罗花，吃了以后会使人手舞足蹈，严重的还会麻醉。李时珍为了寻找曼陀罗花，离开了家乡，来到北方，终于发现了独茎直上高有四、五尺，叶像茄子叶，花像牵牛花，早开夜合的曼陀罗花。为了掌握曼陀罗花的性能，他按山民说的办法，用曼陀罗泡了酒。过了几天，李时珍决定亲口尝一尝，亲身体验一下曼陀罗的功效。他抿了一口，味道很香；又抿一口，舌头以至整个口腔都发麻了；再抿一口，人昏昏沉沉的，不一会儿竟感昏昏沉沉的，再过不一会儿竟发出阵阵傻笑，手脚也不停地舞动着；最后，他失去了知觉，摔倒在地。一旁的人都吓坏了，连忙给李时珍灌了解毒的药。过了好一会儿，李时珍醒过来了，大家这才松了一口气。醒来后的李时珍兴奋极了，连忙记下了曼陀罗的产地、形状、习性、生长期，写下了如何泡酒以及制成药后的作用、服法、功效、反应过程等等。并记下了"割疮灸火，宜先服此，则不觉苦也"。就这样，又一种可以作为临床麻醉的药物问世了。

（三）杨济时

1. 生平及主要学术成就

杨济时（约公元 1522~1620 年），字继洲，明代针灸学家，浙江三衢（今浙江衢县）人。杨济时出身世医家庭，曾任嘉靖帝侍医，又于隆庆二年（公元 1568 年）任职圣济殿太医院，至万历年间（公元 1573~1619 年）仍为太医院医官。

杨济时家学渊源，其祖父杨益曾任太医院太医，声望很高。杨氏家中珍藏有各种古医籍抄本，所以杨济时得以博览群书，通晓各家学说。他年幼时专心读书，博学多才，热衷科举考试，后来又弃儒学医。少年时期的杨济时在祖父的指点下，开始阅读各种医书。每当祖父为病人看病时，他就在一旁认真观看。寒来暑往，经过几年的学习和实践，杨济时已经深通医理，并且能够帮助祖父为病人治病了。渐渐地，他治愈了许多疑难病人，慕名而来的病人络绎不绝。到明世宗时，杨继洲被选为嘉靖皇帝的侍医。杨济时用针灸法治病，每次都很有成效。许多医生不论路途远近都纷纷向他求教，他总是给予热情的接待。经过他的言传身教，培养出了许许多多的好医生。但是杨济时没有满足，他想使更多的医生学到想学的知识。于是，他搜集历代针灸文献，取材于《素问》《难经》要旨，结合实践，以家传《卫生针灸玄机秘要》为基础，经过数年的努力，编著《针灸大成》10 卷，刊印传世。

2. 著作

《针灸大成》共10卷，书中辑录了《神应经》《古今医统》《针灸节要》等著作中的针灸内容，凡是明代以前的重要针灸论著，《针灸大成》都或多或少进行了辑录和引用。书中对针道源流周身经穴及制针法、补泻手法、治证总要等均有论述，还主张"病以人殊，治以疾异"，"治法因乎人，不因乎数"，"变通随乎证，不随乎法"，体现辨证治病思想，对针灸学卓有贡献，该书列入《四库全书》存目，国内外医界尊为针灸经典。该书总结了明以前我国针灸的主要学术经验，特别是收载了众多的针灸歌赋；重新考定了穴位的名称和位置，并附以全身图和局部图；阐述了历代针灸的操作手法，加以整理归纳，如"杨氏补泻十二法"等；记载了各种病证的配穴处方和治疗验案。《针灸大成》是我国针灸学的又一次重要总结，也是明以来三百年间流传最广的针灸学著作，是一部蜚声针坛的历史名著。自明万历年间刊行以来，平均不到十年就出现一种版本，该书翻刻次数之多，流传之广，影响之大，声誉之著，实属罕见，故可认为是目前最受欢迎、知名度最高的针灸专著之一。此书被刊行以后，不只受到国内学术界的重视，在国外亦影响很大，至今已有 50 种左右的版本，并有日、法、德等多种译本。总之，杨济时是明代一位针灸学之集大成者，他总结了明末以前针灸学的重要成果，是继《针灸甲乙经》以后，对针灸学的又一次重要总结。《针灸大成》的问世，标志着中国古代针灸学已经发展到了相当成熟的地步，后人在论述针灸学时，大多将《针灸大成》作为最重要的参考书，这与该书的学术成就、所处的历史地位以及其对针灸学发展所作出的巨大贡献是分不开的。

3. 轶事传奇

当时的山西的监察御史赵文炳患痿痹症，曾找过许多名医，喝下的汤药不计其数，效果却甚微。后来特意到杨家求医，杨济时细细询问病情，给病人扎三次针，痿痹症便好了。从此'三针而愈'的声誉就传开了，找他看病的人也更多了。

杨济时担任待医以后，不愿意老呆在深官大院里，他利用一切可以出宫的机会，四处云游，为老百姓看病。嘉靖三十四年，他正在建宁，他的一个好友的母亲浑身关节肿痛，手臂抬不起来，后背发冷，浑身无力。虽然当时是炎热的夏天，但老人却还身着棉衣。她曾多次找医生求治，都认为是虚寒症，治疗后也没有什么效果。好友把杨济时请到家中为老母治病，杨济时诊脉后，认为是痰阻经络，便给老人针刺肺俞、曲池、手三里等穴位。当天老人便觉得浑身轻松，手臂也可以慢慢向上抬举了。经过几次治疗，再配合除湿化痰的药，老人的病很快就痊愈了。

（四）缪（miào）希雍

1. 生平及主要学术成就

缪（miào）希雍（公元1546~1627年），明医学家，字仲淳，号慕台，海虞（今江苏常熟）人，寓居浙江长兴，后迁居江苏金坛，享年80余岁。在他13岁的时候，他的父亲去世了，幼年孤苦。17岁患疟疾，自阅医书，遍检方书而自己治疗，一天读到了这样的句子："夏伤于暑，秋必痎疟"，于是，就把这个疟疾当作暑邪来治疗，斗胆给自己开了方子，并在忐忑不安中服下了自己开的药方，遂至痊愈。于是立志从医，学习的过程是很苦的，在把家里的医书读完了以后，由于家里贫穷，没有钱再来买医书了，于是缪希雍只好到别人家里去借书来读。就是在这种状态下，缪希雍苦读了十年的医书！在他27岁了时，游走四方，曾游历三吴，入闽，历齐、鲁、燕、赵等地，亦到过江西、湖北、湖南诸省。在周游之时，跟随许孚远（王阳明弟子）修心，通过对心学的学习，缪希雍的精神境界得到了大幅度的提高，他在日后的著作中，曾经多次提到医生的精神境界问题，可见他对医生的内心修养是十分重视的。

缪希雍游历时造访了许多名山大川，到处为医，乡间村落，所到之处，有患病的，他就给人看病，碰到有谁有绝招秘法的，他就虚心请教，对待周围的人从来不保守，随时把自己知道的医疗心得告诉大家。就这样，他身边所有的人都被感动了，有秘方的都争相告诉他，如此十年，缪希雍从民间学到了大量的医疗知识，其丰富程度令人叹为观止，都收录在《先醒斋医学广笔记》。在他的《神农本草经疏》这本书中，他对药物学的知识好多都是从实践中学来的，尤其是关于药物炮制这个领域，缪希雍的记载可谓是个大全，后来，清代药物炮制的繁盛是有缪希雍的功劳的。

2. 著作

《本草单方》凡 19 卷。书中记载内、外、妇、儿各科 199 种病证，录方 4005 个，引用医著 400 余种。所载方剂均言其出处、处方配伍、药物炮制、加减禁忌等。书中所载方剂，大都为古代和当时实用而有效的名方、单方、秘方，并有缪氏"得秘授，悟真诀"的秘方和验方。是一部有很高临床参考价值的方书。

《先醒斋医学广笔记》共4卷。卷1~3汇集了缪氏对内、外、妇、儿等科常见病的治疗心得、临床验案及所用效方。其中中风治法大略、伤寒治法大要、吐血三要法和甘寒滋润滋阴治脾等，突出反映了缪氏的学术思想。卷4收载的炮炙大法和用药凡例，记述了439种常用药物的炮炙方法、畏恶禁忌，以及丸散膏丹汤的制法、煎服法等。为一部切合实用的中医临床参考书。

3. 轶事传奇

（1）井底泥治病

于润甫的妻子怀孕期间患了外感伤寒，当时的症状是头疼，发高烧，非常的口渴，舌苔是黑色的，并且形成了芒刺，当时大家都急坏了。缪希雍来了，一看，的确是很危急了，赶快吩咐家人，让他们到井里去掏井底的泥，掏上来以后拿泥敷在患者的肚脐上，干了以后再换新的敷。家人看缪希雍一脸严肃的样子，也不像开玩笑啊，于是只好执行。缪希雍同时开了方子，因为是阳明证，就开的是竹叶石膏汤（竹叶石膏汤，《伤寒论》中方子，用来治疗热病气阴两伤之证）。在这个竹叶石膏汤中，重要的一味药就是生石膏，是清透气分之热的。缪希雍是擅长用石膏的高手，后世的许多应用石膏的经验都是从他这里来的，在这个医案里，在治疗的一昼夜内，使用了十五两五钱的石膏！家人吓得已经都快说不出来了，但是，再看看缪希雍，完全是有把握的样子，也只有看缪希雍怎么治疗了。结果是，患者的病很快就好了，六天以后，生下了一个健康的小宝宝，母亲和宝宝俱无恙。中医认为，这个井底泥禀地中至阴之气，味甘而性大寒，一般烧伤烫伤用它敷上，可以清热，如果是孕妇患了热病，把井底泥敷在心口、肚脐和丹田那儿，可以保护胎儿不受热邪的侵犯，不会因为发烧而伤了胎儿。

（2）双雄联手

一大户人家的孩子出了水痘，同时兼有血热与气虚，先服用了解毒药，服用以后毒气下泻，开始泻肚子，这个时候，出现了危急的症状，那就是水痘开始瘪了，这叫内陷，中医认为是正气不支了。于是请来了缪希雍，缪希雍一看，就用了一点点的鸦片（用了五厘，现在不用鸦片了，都用罂粟壳了，也叫"米壳"），加上炒莲肉五分，用米汤给送了下去，结果泄泻就立刻止住了。这时，王肯堂也在旁边，就说，还要补气，于是接着用人参二两（量够大的）、黄芪三两、鹿茸三钱，煎服，服下去以后，元气就足了，再看水痘，"浆顿足"，然后，很快就痊愈了。

（五）王肯堂

1. 生平及主要学术成就

王肯堂（公元 1549~1613 年），字宇泰，一字损仲，号损庵，自号念西居士，金坛（今属江苏）人。王肯堂出身于官宦之家，从小博览群书，因母病习医。万历十七年（公元 1589 年）中进士，选为翰林检讨，官至福建参政。万历二十年（公元 1592 年）因上书直言抗倭，被诬以"浮躁"降职，遂称病辞归。重新精研医理，能做眼窝边肿瘤切除手术，又能治愈疯疾。

学术成就：王肯堂对伤寒的贡献。王肯堂虽然不能说是伤寒大家。但《伤寒准绳》却倾注了他一生学《伤寒论》、研究伤寒学说、治伤寒病、论伤寒学派得失的心血，对后世伤寒的研究产生过重要的影响。王肯堂尊崇张仲景。认为张仲景若儒门之孔子，2000 年以来的名医。为后世所师承者未有不从仲景之书悟入者。他认为伤寒之法不仅仅可以治伤寒。而且可以用其治疗内科杂病。他的《伤寒准绳》对张仲景的《伤寒论》进行了发挥，是一部详尽的伤寒论专著。

王肯堂对外科学的贡献。王肯堂也不是外科学的专门家。但他在《疡医证治准绳》中对许多外科疾病的记载和认识水平之高给人留下了深刻的印象，这与利玛窦对他的影响不无关系。王肯堂对人体骨胳形状和数目的描述就是在西洋解剖学的影响下写成的。他在其著作中记载了公元 1587 年由一妇人售羊毛所引起的紫泡疗（炭疽病）流行的历史。对炭疽病的传染途径、全身症状和局部症状、体征、预后等都作了相当科学的论述。他对麻疯病、梅毒、性病也进行了比较确切的论述。他还是我国首先记述男性乳腺癌的医学家。在外科手术和医疗技术方面。王肯堂记述了肿瘤摘除术、甲状腺切除术，肛门闭锁症的肛门成形术、耳外伤缝合再植术、骨伤整复手法与手术等。并对这些手术的消毒方法、手术步骤和护理技术都进行了十分详细的描述。

王肯堂对眼科的贡献，近现代中医眼科学家都认为《证治准绳》有关眼科的内容具有划时代的意义。在正确描述眼科疾病方面，王肯堂有许多独到之处，在他的《证治准绳》中收载了眼科病证193种，凡现代用肉眼检查能见到疾病，几乎都罗列无遗。

他对角膜溃疡的认识就极为准确，为前人所不及，从发病开始到发展、转归，预后，痊愈和后遗症都有详细描述，更令人叹为观止的是王肯堂对眼底出血的生动描述。在没有眼底镜和任何辅助检查的情况下，把眼底病的自觉症状和征象进行了详尽的描述，为眼底疾病的诊断治疗作出了很大贡献。他在论述珠中气动证时把眼底出血的动态过程都描绘的淋漓尽致："视瞳神深处有气一道，隐隐袅袅而动，状若明镜远照，一缕消烟也"。王肯堂还提出用拔治法治疗瞳神反背（斜视），他对青光眼也颇有研究。

2. 著作

《证治准绳》，历11年编成，共44卷，凡220万字。包括《证治准绳 杂病》8卷，《证治准绳 类方》8卷，《证治准绳 伤寒》8卷，《证治准绳 疡医》6卷，《证治准绳 幼科》9卷，《证治准绳 女科》5卷，另著有《医镜》4卷《新镌医论》3卷、《郁冈斋笔尘》等，辑有《古代医统正脉全书》。今人辑有《王肯堂医学全书》。他是一位全面发展的著名医学家，他的《证治准绳》是集明代以前医学之大成的不朽巨著。

（六）陈实功

1. 生平及主要学术成就

陈实功（公元 1555~1636 年），中国明代外科学家。字毓仁，号若虚，生于明世宗嘉靖三十四年（公元 1555 年），卒于明思宗崇祯五年（公元 1636 年），享年八十有一岁。江苏东海（今南通市）人。陈实功从事外科四十余载，治愈了不少疑难杂症，积累了丰富的治病经验。

陈实功，幼年多病，少年时期即开始习医，师从著名文学家、医学家李沦溟。李先生认为："医之别内外也，治外较难于治内。何者？内之症或不及外，外之症则必根于其内也。"此话对陈实功影响颇深，并成为他数十年医疗生涯的座右铭。陈实功改变了过去外科只重技巧而不深研医理的落后状况，在发展外科医学方面起到了重要作用。

陈实功兴趣广泛，所阅书籍涵古代文化、哲学、理学等。古今前贤的著作以及历代名医的理论、病案等一类书籍，他更是勤学苦读，爱不释手。对于古代典籍，陈实功从不死记硬背，生搬硬套，而是融会贯通，灵活运用，把自己在行医实践中取得的一些经验与古人治病方法相互结合，总结出一套适合于大众的，实际中切实可行的理论。他继承和发展了著名医学家李沧溟的观点，并根据病者的实际病况，采取内治或内治外治相结合的方法。在外科手术治疗上，尤为突出。陈实功主张"开户逐贼，使毒外出为第一"，外部手术与内服相合，如对息肉摘除，气管的缝合等。由于他医术高明，因而名声大震，登门求医者络绎不绝。他不但医术高明，而且医德高尚，作风正派，对同道之士谨慎谦和，对上进青年能提携爱戴，对病人，无论穷富贵贱都能一视同仁，实属难能可贵。他不仅为穷人看病不收分文，而且还捐资赠物，修建山路，造福一方。陈实功有丰富的实践经验和理论知识，于1617年编著《外科正宗》一书。

陈实功不但精通歧黄之术，对修身养生之道亦深有研究。和古今许多名医一样，陈实功把医术作为"仁术"，特地自订了"五戒十要"作为从医律己的道德规范。美国乔治顿大学主编的《生物伦理学大百科全书》认为，中国明代陈实功的"医学五戒十要"是世界上最早成文的医学道德典范。在陈实功看来，"德为福寿之本"，如果不注重道德修养，既不能延寿，也不能得福。所以讲究养生，必须注重道德修养。

现代外国医学专家研究认为，人的衰老常常是从腿部开始的，而陈实功早在400年前就重视腿脚筋骨的健壮对全身的影响，并亲自研制了"千里健步散"。其法是取中药细辛、防风、白芷、草乌各等分研为极细粉末，平日密封于瓷瓶内。长途跋涉者，可取粉末少许散于鞋内，不但可除湿祛臭，又能使两足轻捷、不易疲乏，还可防双足磨擦生泡、脚跟疼痛。

陈实功还善用饮食方法调理治疗疾病。他取党参、白术、白扁豆、茯苓、苡仁等八味中药加入大米粉中，制成的"八珍糕"，对脾胃虚热、食少腹胀、面黄肌瘦、便溏泄泻都有很好的疗效。据清宫文献资料记载，清代皇宫中即常以陈实功的配方精制"八珍糕"供帝妃食用。

陈实功活了81岁，从事医疗实践60余年，在明代人寿命较短的情况下，确是老寿星了，这亦是他修身养生有道的结果。

2.著作

著《外科正宗》成书于1617年，全书共12卷157篇，对痈疽、疔疮、流注、瘰疬、瘿瘤、肠痈、痔疮、白癜风、烫伤、疥疮等外、伤、皮肤、五官科疾病，分析详尽，论治精辟，治法得当，并附若干医案，令人信服。

《外科正宗》向以"列症最详，论治最精"著称，反应了明朝以前我国外科学的重要成就。《外科正宗》印行后，广为流传，并流传到日本等国。成书300余年来有各种版本50余种，成为中医外科的经典著作。

（七）张景岳

1. 生平及主要学术成就

张景岳（公元1563~1640年），明末会稽（今浙江绍兴）人，名介宾，字惠卿，号景岳，因其室名通一斋，故别号通一子。同时因为他善用熟地，有人又称他为"张熟地"。他是杰出的医学家，古代中医温补学派的代表人物，时人称他为"医术中杰士""仲景以后，千古一人"，其学术思想对后世影响很大。张景岳生于嘉靖四十二年（公元1563年），自幼聪颖，因祖上以军功起家世袭绍兴卫指挥使，"食禄千户"，家境富裕。从小喜爱读书，广泛接触诸子百家和经典著作。其父张寿峰是定西侯门客，素晓医理。景岳幼时即从父学医，有机会学习《内经》。13岁时，随父到北京，从师京畿名医金英学习。青年时广游于豪门，结交贵族。当时上层社会盛行理学和道家思想。张景岳闲余博览群书，思想多受其影响，通晓易理、天文、道学、音律、兵法之学，对医学领悟尤多。景岳性格豪放，可能受先祖以军功立世的激励，他壮岁从戎，参军幕府，游历北方，足迹及于榆关（今山海关）、凤城（今辽宁凤城县）和鸭绿江之南。当时北京异族兴起，辽西局势已不可为。数年戎马生涯无所成就，使景岳功名壮志"消磨殆尽"，而亲老家贫终使景岳尽弃功利之心，解甲归隐，潜心于医道，医技大进，名噪一时，被人们奉为仲景东垣再生。57岁时，返回南方，专心从事于临床诊疗，著书立说。崇祯十三年（公元1640年）去世，终年78岁。

张景岳临证用药精专简炼讲求"精专"二字，张景岳认为："施治之要，必须精一不杂，斯为至善。"故其首先大力提倡药力专一。他的自创诸方，药力均纯厚精专。如"补阵"中的左归饮、右归饮、左归丸、右归丸，皆由古方变通而得。此四方均去原方之泻，增培本之补，使其纯补而不杂，药专而有力。集中体现了张景岳"与其制补以消，熟若少用纯补"及"若用治不精，则补不可以治虚，攻不可以去邪"的用药思想。

其次，张景岳还力倡处方用药药味宜精。药杂味多，则药力必不能专。故药味精简，是景岳处方用药的又一大明显特色。据统计新方八阵计186方，每方药物超过

10 味的仅见 13 方，约占总方的 7%；用药数以 6~8 味居多，共 88 方，约占 47%；而 5 味药以下者共有 58 方，约占 31%。平均用药，每方约 6 味。由此可见，景岳用药确如其言，药力精专，简便兼验。

在整个中医理论发展史中，他的医学思想体系有重要地位，代表着中医理论的新的发展阶段。他的以温补为主的思想体系在理论和实践上都对中医基础理论的进步和完善起到了巨大的推动作用。他进一步完善了气一元论，补充并发展了阳不足论，并形成了独具特色的水火命门说，对后世养生思想的发展也产生了积极的影响。

2. 著作

《景岳全书》共 64 卷，成书于其卒年公元 1640 年，其内容丰富，囊括理论、本草、成方、临床各科疾病，是一部全面而系统的临床参考书。景岳才学博洽，文采好，善雄辨，文章气势宏阔，议论纵横，多方引证，演绎推理，逻辑性强，故《景岳全书》得以广为流传。

"《全书》者，博采前人之精义，考验心得之玄微。"《全书·传忠禄》辑有景岳主要医学理论、医评、问诊和诊断、治疗原则等论文三十余篇。《全书·脉神章》录有历代脉学，其中诊脉之法和脉象主病多有结合临症经验的评论。次为《全书·伤寒典》，补充"《内经》伤寒诸义并诸治法之未备"，论述伤寒病的证治。《全书·杂证谟》列诸内科杂证的病因病机、治理方药和部分医评，并辅有部分医案，论述系统、精采。《全书·妇人规》：论述九类妇科疾患，并指出妇科证多有情志病因，尤要注重四诊合参。《全书·小儿则》：论述儿科诸病并治，在总论中提小儿"脏气清灵，随拨随应"的生理特点，很有见地。《全书·痘疹铨》《全书·外科钤》各有论病及证治。《全书·本草正》介绍药物二百九十二种，每味详解气味性用，很多为自己的临症用药体会，颇有价值。《全书·新方八阵》《全书·古方八阵》，景岳善兵法，在此借用药如用兵之义，以方药列八阵为"补、和、攻、散、寒、热、固、因"。《全书·新方八阵》中所列方颇具创新。《全书·古方八阵》辑方经典。共录新方186方，古方1533方，其后的妇人、小儿、痘疹、外科古方收妇科186方，儿科199方，痘疹173方，外科374方及砭法、灸法12种。

3. 轶事传奇

一户姓王的人家有个儿子，刚满一岁。一日，母亲随手拿一枚钉鞋的圆铁钉给儿子玩。小孩不知，误塞入口中，吞到喉间出不来。其母见状大惊，忙倒提小孩两足，欲倒出铁钉，哪知小孩反而鼻孔喷血，情况十分危急。孩子的父母连呼救命。恰好张景岳路过这里，他见状急命其母将小儿抱正，小儿"哇"地一声哭开了。景岳断定铁钉已入肠胃，小儿父母早吓得六神无主，迭声哀求张景岳想想办法。张景岳陷入沉思中，他记起《神农本草经》上有"铁畏朴硝"一句话，想出一个治疗方案。他取来活磁石一钱，朴硝二钱，研为细末，然后用熟猪油、蜂蜜调好，让小儿服下。不久，小儿解下一物，大如芋子，润滑无棱，药物护其表面，拨开一看，里面正包裹着误吞下的那枚铁钉。小儿父母感激不已，请教其中的奥秘。张景岳解释说：使用的芒硝、磁石、猪油、蜜糖四药，互有联系，缺一不可。芒硝若没有吸铁的磁石就不能跗在铁钉上；磁石若没有泻下的芒硝就不能逐出铁钉。猪油与蜂蜜主要在润滑肠道，使铁钉易于排出——蜂蜜还是小儿喜欢吃的调味剂。以上四药同功合力，裹护铁钉从肠道中排出来。小儿父母听完这番话，若有所悟地说："有道理！难怪中医用药讲究配伍，原来各味药在方剂中各自起着重要作用哩！"

（八）吴有性

1. 生平及主要学术成就

吴有性（公元 1582~1652 年），字又可，汉族，吴县东山人。明末清初传染病学家。大明崇祯十五年（公元 1642 年），全国瘟疫横行，十户九死。南北直隶、山东、浙江等地大疫，五六月间益盛，"一巷百余家，无一家仅免，一门数十口，无一仅存者"。医生们都用伤寒法治疗，毫无效果。吴又可亲历了每次疫情，积累了丰富的资料，推究病源，潜心研究，依据治验所得，撰写成了全新的《温疫论》一书，开我国传染病学研究之先河。他以毕生的治疫经验和体会，大胆提出"疠气"致病之学说，创立"达原饮"治疗"疠气"，创立三消饮，以治疗温疫之邪出入表里，表证、里证、半表半里之证兼见者。若温疫之邪已经散漫则又要根据邪气所在部位予以不同治疗。形成了一个比较系统的温病辨证论治纲领，提出了一系列新的学术见解，创立了温疫学说。充实了祖国医学温热病学的内容。在世界医传染病学史上也是一个伟大的创举，因此赢得后人的广泛尊重。电影《大明劫》讲的就是吴又可如何研发了他的《瘟疫论》，是中医救世题材的第一片。现在的 SARS 和禽流感的治疗药物达菲，原理就是出自吴又可的达原饮。

2.著作

《温疫论》是中医温病学发展史上标志性著作，分上、下两卷，编纂于崇祯十五年壬午，强调这种病属温疫，非风非寒，非暑非湿，非六淫之邪外侵，而是由于天地间存在有一种异气感人而至，与伤寒病绝然不同。疫气的存在盛衰多少，与地区、四时与岁运有关。感受疫疠之气之后，可使老少俱病。温疫邪气侵犯人体的途径不同，当是从口鼻而入，其侵犯部位既不在表，也不在里，而是由口鼻侵入，停留在半表半里之间，此处称为膜原。这个部位是一般药物所不能到达的。由于其既连表又连里，邪气盛时则可出表或入里，这时才可根据邪气溃散的趋势，因势利导予以治疗。创立了达原饮一方以治疗温疫。达到使邪气尽快从膜原溃散，以利于表里分消的目的。

（九）傅青主

1.生平及主要学术成就

傅青主（公元1607~1684年），明清之际道家思想家、书法家、医学家。初名鼎臣，字青竹，改字青主，山西阳曲人。著有《傅青主女科》《傅青主男科》等传世之作，在当时有"医圣"之名。

　　傅青主所处的时代正是明末清初。当时明朝政治腐败，人民生活困苦，再加上清兵南下，中原战乱频繁，民不聊生，疫病流行，民间缺医少药，死人难以计数。他亲睹了这样的悲惨情景，决心做一个治病救人的良医。由于他有良好的文化基础，又自幼受到家庭的熏陶，经过几年的潜心研修，就精通了医理。在外出游历期间，他还向许多医家和懂医的道士学习，并广泛搜集药方，以医济世。傅青主先是积极参加抗清斗争，抗清失败后隐居乡里，悬壶济世。他多次拒绝清朝统治者让他出仕的威逼利诱，这使他在个人生活上穷困潦倒，但却为祖国传统医学贡献了一位奇才。傅家世代通医，故傅青主在明亡后亦以医问世，设"卫生馆"于太原三桥街，其药铺旧址，至今尤在。据传不管是多么复杂难治的病，他都能手到病除，来找他看病的人非常之多。他由阳曲搬到乡下去住，而城里的患者还是找到乡下去，请他治病，可见他医学上的名望之高，傅青主不仅医术高超，而且医德高尚。贫穷病人请他看病，哪怕是山高路远，他也立即出诊，而且不要酬金，还免费送药。在当时就有"仙医"之称。直到现在，山西各地都还流传着傅青主治病救人的传说。傅青主所著医书遗稿，被后人整理编为《傅青主女科》《傅青主男科》《傅氏幼科》等。他所创制的一些方药，如"二仙和合丸""血晕止迷散"，至今还在依法炮制，保持着原药的特点和风格。

在中医治学方面，傅青主认为，作为一个医生，首先要精通医理。治病就像打仗一样，必须有战略的指导，才能有战术的变化。有了医理的指导，再针对变化着的疾病和病情来灵活运用方药，方能达到预期的效果。傅青主强调医生治病，处方用药，是关系到生命的大事，一定要谨慎小心，深思熟虑，方可开列处方。傅青主还非常注意收集来自民间的一些单方、验方，以丰富其医疗知识。他开的处方，在保证疗效的基础上，力争花钱少，奏效大，或不花钱，也治病。

傅青主博学多才，精史之外兼工佛、道、武术、书法、绘画、诗词、音韵训诂之学。傅青主集文学家、书画家、医学家于一身，但他自己对医学方面的造诣更为看重。他曾对友人说："吾书不如吾画，吾画不如吾医。"其实，傅青主的书法造诣极高，他为晋祠"齐年古柏"所作的"晋源之柏第一章"的书题，风格遒劲，气势磅礴，被誉为晋祠三绝之一。傅青主也很擅长绘画，他画的山水画"丘壑磊落，以骨胜"，画的墨竹也气势不凡。

2. 著作

《傅青主女科》等书是内容丰富的中医妇产科学名著。书中论述了经、带、胎、产四个方面的多种病症，有理有法，有论有述，有常有变，理法方药俱全，继承了清朝以前历代医学家关于妇产科学的学说，并结合自己的临床经验，提出了很多独特的学术见解。他把所有妇产科疾病，分列在调经、种子、崩漏、带下、妊娠、小产及临产等九门项下，内容涉及整个妇产科领域。他的一些见解，至今还在指导着中医妇科学的临床实践。他所创设的最有名的方剂"生化汤""完带汤""逐瘀止血汤""清经汤"等，至今仍被广泛应用。

《外经微言》清代抄本，共分九卷，一卷论养生、天癸、月经、子嗣、寿夭，二卷论经络始终、标本顺逆，三四五卷论五行生克、脏腑气化，六七卷论五运六气、四时八风，八卷论伤寒、瘟疫，九卷论阴阳寒热等，分别从不同角度阐发《内经》理论，有关学者认为是"学习和研究《内经》不可多得的参考资料"

另外还有综合性临床著作《辨证录》《大小诸症方论》《石室秘录》等。

（十）汪昂

1. 生平及主要学术成就

汪昂（公元 1615~1694 年），字讱庵，初名恒，安徽休宁县城西门人。曾中秀才，因家庭贫寒，遂弃举子业，立志学医。他苦攻古代医著，结合临床实践，经过 30 年的探索研究。编著有《素问灵枢类纂约注》《医方集解》《本草备要》《汤头歌决》等，盛行于世，成为一代新安医学名家。

在长年的行医过程中，汪昂发现"古今方（医）书，至为繁夥"，而为医方注释之书却很少。自陈无择首创张仲景《伤寒论》注释后，"历年数日，竟未有继踵而释方书者"，给初涉医门者带来了很多的困难，医方难以掌握。于是，汪昂便广搜博采，网罗群书，精穷奥蕴，于康熙二十一年（公元 1682 年）汪昂 68 岁时写成《医方集解》。《医方集解》刊行之后，迅速流行全国，1935年被曹炳章先生编入《中国医学大成》，1959~1979 年上海科技出版社曾先后七次刊印发行，全国中医高校将其列为参考教材，1999 年中国中医药出版社再次将汪昂医学全书编入《明清名医全书大成》，并在北京人民大会堂举行了首发式。

2. 著作

《医方集解》成书于康熙二十一年（公元 1682 年）全书 6 卷，共收入正方 370 余方，附方 490 余方，分列 21 门。每方论述包括适应症、药物组成、方义、服法及加减等。该书内容丰富，释义说明、流传甚广。《医方集解》所载方剂，多系历代医家的验方，颇有临床价值，是一部非常有影响的方剂专著。

《汤头歌诀》，以七言歌诀形式便于学者诵读和记忆，为初学者良好的入门读物，作为阶梯，扩大了《医方集解》在医学界的影响。《汤头歌诀》是一部很重要的医学入门书，其简明实用，便于诵记，这都是当今中医学院的参考教材。

《本草备要》（4 卷）1683 年成书，后经清初三大名医之一太医院判吴谦审定，1694 年在国内广为刊行，总数有 70 余种版本之多。1729 年（日本享保十四年）流传日本，植村藤治郎将《本草备要》刊印并在日本发行。之后，《本草备要》翻印次数至少超过 200 余次之多，在当代临床类实用本草中影响最为深广。该书选药精当，重点药效突出，使用方法翔实，读之令人兴趣盎然，不仅是药物学专著，也是学习中医辨证论治、立法处方的好医书。

（十一）薛雪

1. 生平及主要学术成就

薛雪（公元 1661~1750 年）字生白，号一瓢，又号槐云道人、磨剑道人、牧牛老朽。江苏吴县人，与叶桂同时而齐名。薛雪自幼好学，颇具才气，所著诗文甚富；工画兰，善拳勇，博学多通。乾隆初年，因母多病而悉心研医，博览群书，精于医术，尤长于温热病。薛雪对湿热病的研究，突出了湿邪与热邪相合为病的特点，抓住了湿热二邪轻重不同的要害，并结合脏腑、三焦、表里等辨证方法，使之融为一体，解决了湿热病的证型辨析，有利于临床应用。在治疗上，虽然有温化、清泻、清热祛湿诸大法，同时又有补阳、益气、养阴、生津诸法的配伍，然其用药时时注意到清热不碍湿，祛湿不助热，扶正不碍祛邪，祛邪当注意扶正等方面。治疗不拘泥于固定成方，体现了湿热病治疗的特点，成为后世治疗湿热病的规矩，影响极其深远。

2. 著作

《湿热条辨》，该书对湿热之辨证论治有进一步发挥，丰富并充实了温热病学的内容,对温热病的发展有相当贡献。他认为:"夫热为天之气,湿为地之气。热得湿而愈炽,湿得热而愈横。湿热两分,其病轻而缓;湿热两合,其病重而速。"薛氏在《湿热条辨》中将湿热病的侵犯途径归纳为三个方面。一者,有少数病人邪气是从皮毛侵入。薛氏这一看法,不同于吴又可、叶天士的温邪上受的观点,只强调温邪从口鼻而入。二者,大多数患者,邪气是从口鼻而入。这一点又同于温病学家的观点,但又有所不同。盖温病则邪从口鼻而入,伤于心肺。而湿热病邪虽然也从口鼻而入,但所伤脏腑则主要在脾与胃。其三,邪气从上而受,既不在脾,又不在胃,而是侵犯膜原。薛氏十分重视脾胃盛衰在湿热病发病过程中的作用,指出脾虚湿盛是湿热病产生的内因条件。

3. 轶事传奇

乾隆年间,薛雪和与其齐名的名医叶天士皆精于医道,俱擅治温病,惟彼此有相轻之嫌,常互相攻击。据传,历史上曾有"扫叶庄"与"踏雪斋"这一杏林传闻。事情是这样的:有个更夫患水肿病,求薛氏诊治,薛氏认为该患已病入膏肓,便推辞未治。更夫回家时,晕倒在路旁。正巧被叶天士发现,经过诊查,认为该病是因为更夫常年受有毒的蚊香熏染而成，经精心调治后病愈。更夫将此事告之众人，一时间州城里人人皆晓。薛氏得知后，对叶天士又嫉妒又恼火，深感体面有失，声誉受毁，遂决计与叶氏比个雌雄，以挽回面子。为此，自名所居为"扫叶庄"，并手书匾额悬挂门首。此事被叶氏得知，极为愤懑，本来二人就互不相让，此时更是怒火上冲，立即应战，草书横匾"踏雪斋"于书斋门首，以表对薛雪绝不示弱。正在两者跃跃欲试，准备争个高低上的时候，叶氏的老母忽然病倒，虽经叶氏精心医治，仍不见好转，叶氏深为焦虑。薛氏的家弟与叶氏平日要好，便将叶母的病情告诉了薛雪，薛氏详知病情后，认为其病属阳明经证，非重用白虎汤不能扑灭其熊熊之火，生石膏须用至二斤方能奏效。薛弟将哥哥的意见告与叶天士，叶氏方恍然大悟，急煎重剂白虎汤，服后果然病痊。事后，叶氏非常佩服薛氏的医术，便将往日的积怨一抛，主动登门拜访薛雪，薛氏倍受感动，深感内疚，当即摘下"扫叶庄"那块横匾，表示了歉意。从此，两位名家互相学习，共同研究，同为祖国医学的温病学说做出了重大贡献。

（十二）程钟龄

1. 生平及主要学术成就

程钟龄（公元 1662~1735 年），原字山龄，名国彭，清代名医，清康熙雍正年间人氏，新安歙县城邑人。由于少年时体弱多病，每发缠绵难愈，于是程国彭涉医成趣，立志潜心并发奋研读《内经》《难经》以及金元医学四大家之旨。其常常是彻夜不寐，博览群书，如饥似渴，学先贤而不泥，融会贯通各家学说，深悟其中奥旨。程氏认为：各家学说"合之则见其全，分之则见其偏"。

程氏明确系统地首次提出和论述治病的"医门八法"。"医门八法"的立论，为后世广大医学家所广泛采用，不仅促进了中医基础理论及诊断学的发展，为中医诊断学自成体系作出了可贵的贡献，而且在国外也有相当影响。日本丹波元坚所著《皇汉医学丛书·药治通义》中就有五处整段地引用了程氏的治病"医门八法"。

程国彭业医三十余年，认真谨慎地对待每一个病人，尤其是危急重症病人，更是尽全力救治，每每收到起死回生之功效。雍正十年冬，程国彭还归普陀寺修行，正逢朝廷拨款大修寺庙。寺庙的僧人加之民工不下数千人，因风寒劳伤，一时间病者较多，程国彭每每熬制汤药，悉心为民工调治，有病治病，无病预防，很快患者纷纷而愈。

程氏对医学精益求精，对病人乐善好施、重视医德的态度也是为今所效法的。其强调指出，作为高明的医生，必须博采各家之长，"知其浅而不知其深，犹未知也；知其偏而不知其全，未犹知也"。医者"性命攸关。其操术不可不工，其处心不可不慈，其读书明理，不至于豁然大悟不止也。"为了使门人很好地领悟先贤要旨，其结合自己的临床经验及心得于雍正十年（公元1732年）间，整理撰写成《医学心悟》五卷，作为门人学习的教材之用。他以"心悟"作书名，要求门人"读是书，而更加博览群言，沉思力索，以造诣精微之域，则心如明镜，笔发春花，于以拯救苍生，而药无虚发，方必有功"。

2. 著作

《医学心悟》书中明确提出辨证八纲、施治八法理论，并对伤害及内、外、妇、五管疾病做了全面论述。语言简明平易、治法切于实用，故自清代以来，成为中医入门者的必读之书，在近代中医药界，亦颇为知名。书中总结了自己行医三十年的心得，告诫人们不要讳疾忌医，指出要重在养护预防。

《医学心悟》书中说："论治病之方，则又以"汗、和、下、消、吐、清、温、补"，八法尽之。盖一法之中，八法备焉。八法之中，百法备焉。病变虽多，而法归于一。"程氏明确系统地首次提出和论述治病的"医门八法"。"医门八法"的立论，为后世广大医学家所广泛采用。

程钟龄的《医中百误歌》

病家误，早失计，初时抱恙不介意，

人日虚兮病日增，纵有良工也费气。

病家误，不直说，讳疾试医工与拙，

所伤所作只君知，纵有名家猜不出。

病家误，性躁急，病有回机药须吃，

药既相宜病自除，朝夕更医也不必。

病家误，在服药，服药之中有窍妙，

或冷或热要分明，食后食前皆有道。

病家误，最善怒，气逆冲胸仍不悟，

岂知肝木克脾元，愿君养性须回护。

病家误，好多言，多言伤气最难痊，

劝君默口存神坐，好将真气养真元。

病家误，染风寒，风寒散去又复还，

譬如城郭未完固，那堪盗贼更摧残。

病家误，不戒口，口腹伤人处处有，

饮食相宜中气和，鼓腹含哺天地久。

3. 轶事传奇

程钟龄施计治"足痿"。

有一富翁，身患足痿，欲行必以手持物方可缓慢移步，服过许多药皆无效。他久慕程钟龄的大名，让人抬了去求治。程钟龄见他六脉调和，得知病人遍服中药无效，断定这是心病，非药物所能治，决定施计治疗。他替病人收拾了一间房子，安顿病人住下。程钟龄预先在病人住的房间里摆上许多古玩，并特意在病人坐凳旁放置一瓷瓶。他向病人介绍说："这是我的古董收藏室，所藏之物皆属珍品。"他一一告诉病人它们的价值。最后，他指着瓷瓶说："这是我的传世之宝，十分稀罕，千金难求。"实际上，包括瓷瓶在内的所有东西都是赝品，只是病人属于外行，被蒙在鼓里罢了。病人在屋里闷坐了两天，见程钟龄既不处方，也不嘘寒问暖，甚至回避见他，憋得心慌。第三天，他决定出去走走。因离开重物难以迈步，他只好就近抱着瓷瓶小心翼翼地起身。岂知程钟龄在旁边窥视已久，待病人举步欲走时，程钟龄突然出现，猛喝道："你好大的胆！竟敢偷走我家的宝瓶！"病人一惊，手一软，"当"的一声，瓷瓶从手中滑落到地上，摔得粉碎。这下病人大惊失色，垂手痴立在那里。程钟龄见病人不靠支持物已能站立，心里十分高兴，暗自思忖：这病已去几分，应该趁热打铁。于是，他上前握住病人的手说："你别害怕，跟我来！"那人竟跟在程钟龄身后走出屋外，他举步平稳，行走如常，多年顽疾，一下子就治好了。程钟龄这才告诉病人，他摔碎的东西并不是什么稀世之宝，是为了解除心理上压力、转移注意力而设的计谋。病人恍然大悟，连声赞扬程钟龄的高明医术。

（十三）叶桂

1. 生平及主要学术成就

叶桂（公元1666~1745年）字天士，号香岩，别号南阳先生。江苏吴县（今苏州）人，清代名医，四大温病学家之一，他是中国医学史上温病学派的创始人，其声望地位，并不在"金元四大家"之下，也是名贯大江南北的人物。其著作《温热论》至今仍被临床医家推崇备至。祖父叶时和父亲叶朝采都是当地的名医。叶桂幼时便随父亲学医，14岁时，父亲去世，便又随父亲的一位姓朱的门人继续学习。他勤奋好学，聪颖过人，没几年，就超过了教他的朱先生，声名远播。叶天士酷爱医学，性格谦逊，信守"三人行必有我师"的古训。不管什么人，只要比自己有本事的，他都希望拜之为师。这样，他的老师有长辈，有同行，有病人，甚至有和尚。当他打听到某人善治某病，就欣然前往，学成后才离去。从12岁到18岁仅仅6年，他除继家学外，先后踵门求教过的名医，就有17人。

叶天士的著作《温热论》成为了后世中医学乃至现代中医学临床诊断热性疾病的重要依据。除去在温热病状分析方面做出的重要总结之外，叶桂在中医学辨证方法方面做出的伟大贡献在于，他将使用了千余年的以"六经辨证"为主的外感病诊断方法，进一步发展为以"卫、气、营、血"四个层次为主体，由表及里的辨证方法，这既是成功的创新，又是对于六经辨证的高水平的应用和发展，标志着中医学在辨证水平上的又一次提高。自此，也将"伤寒"与"温病"两大学说从辨证方法上区分开来。其后，温病学派出现了很多著名的医家和论著，但是都未离开他所创建的理论体系。叶天士还留下了不少的医案记录，他十分善于使用轻灵短小的方子治愈严重的疾病，这是中医达到很高境界的时候才能做到的所谓"四两拨千斤"的高超医术。

2. 著作

（1）《温热论》，是对治疗温热病的大量临证经验的高度概括和总结，是温病学派的开山之作。虽然文章不长，甚至没有记载任何具体的方剂，但全文言简意赅，对于临床常见的温热病的病状和其传遍规律做了精辟的分析和总结。《温热论》就此成为了后世中医学乃至现代中医学临床诊断热性疾病的重要依据，创立以"卫、气、营、血"四个层次为主体，由表及里的辨证方法。在该书中叶氏用："温邪上受，首先犯肺，逆传心包。"短短几字就概括了温病的特征性发展规律。

（2）《临证指南医案》是记录叶天士临床经验的一部影响很大的名医医案专著，共10卷。卷1~8以内科杂病医案为主，兼收外科及五官科医案，卷9和卷10分别为妇科医案和儿科医案。全书序列89门，述证86种，每门以病证为标目，序列其经治医案，言简意赅，切中要点，于学术多有所体悟，于后学启迪甚多。每门之末附有论述该门证治大要的附论一篇，系由叶氏门人分别执笔撰写而成。《临证指南医案》充分反映了叶天士辨证精细、立法妥帖、处方中肯、用药灵活的学术特点，书中治案大多切于临床实用，其中有关温热病医案的载述甚至成为后世医家编写温病专著的蓝本。

3. 轶事传奇

叶天士酷爱医学，性格谦逊，凡是听说有比自己高明的医生，都不远千里，前往求教，从不矫作遮掩。曾有一位患者，命在旦夕，他认为是无法救治了，可一年后，却又见到了这个人，原来是一位老和尚把他的病治好了。第二天，叶桂便赶往宝山寺向和尚求学。他隐姓埋名，从学徒做起，挑水担柴，劳动之余就精研学问。过了几年，老和尚对他说，你已经学到了我所有的本事，可以下山了，以你现在的医术，完全可以独立行医，你的水平甚至已经超过了江南名医叶天士。他闻得此言，连忙伏地叩首，告诉老和尚自己就是叶天士，老和尚感动不已。

（十四）吴谦

1. 生平及主要学术成就

吴谦（公元 1689~1748 年），字文吉，清朝安徽歙县人，与张璐、喻昌并称为清初三大名医之一。清朝乾隆年间，吴谦为宫廷御医，1736 年以后任太医院判（太医院副院长、官阶正五品）。由于吴谦医术精湛，医德高尚，受到朝廷上下广泛赞誉，加之又屡屡治愈皇亲国戚们的顽疾，乾隆皇帝对其十分的赏识和器重。乾隆帝曾经对身边的大臣们说："吴谦品学兼优，非同凡医，尔等皆当亲敬之"。吴谦博学多才，临床经验丰富，德艺双馨。他一贯谦虚好学，熟读古今医籍。善于总结经验。吴谦为《医宗金鉴》的成书做出了重要贡献。

2.著作

《医宗金鉴》是清代御制钦定的一部综合性医书，全书90卷，是我国综合性中医医书最完善简要的一种。吴谦为《医宗金鉴》的成书做出了重要贡献。其内容极为丰富，采集了上自春秋战国，下至明清的历代名著之精义，其内容包括内、外、妇、儿、针灸、伤科、眼科等临床各科，还有诊断和方剂学等基础理论的内容。本书注重于实用，深入浅出，并且图、文、方、论齐备，简明者可作为初学诵读用；详尽者可作为医生临床诊治疾病时的参考用，是我国第一部带有教材性质的普及性医学丛书。吴谦崇尚仲景学说，他参考引用清乾隆以前研究《伤寒论》《金匮要略》的20余位医家的著述，相互参合印证，并且结合他自己的临床经验进行重订和注释。撰成《订正仲景全书·伤寒论注》17卷《订正仲景全书·金匮要略注》8 卷，列为《医宗金鉴》全书之首，是研究《伤寒》和《金匮》的经典著作之一。

3. 轶事传奇

相传吴谦早年行医曾遇一骨折病人，由于久治不愈，吴谦深感歉疚。后来吴谦听说一位民间医生治愈了其疾，便不辞劳累，几次翻山越岭步行五十多里地去登门求教，学习治疾的技艺。一般来说。医疗技艺是不外传的，但吴谦的谦逊与好学感动了那位山间医生，于是授之于整骨手法及药方。此后。吴谦受到启发，又先后师事十多位民间医生，博采各家之长，从而练就了自己娴熟的技法。为他后来进入太医院及主持编纂《医宗金鉴》大型系例丛书奠定了扎实的基础。

清初，天花流行，危及宫廷，特别顺治皇帝死于天花，宫廷十分紧张，康熙亦曾感染天花，幸得隔离治疗保全了性命，也正因为康熙曾因天花获得免疫而得继承帝位。因此，他在位时十分重视痘疹一科与种痘术之推广。乾隆即位后，发扬康雍两朝重视医学之余风，乾隆四年（公元 1739 年），社会经济发展，国力鼎盛，宫廷医学也达到顶峰阶段，乾隆帝为标榜文治，诏令太医院编纂一部大型综合性医书，"以正医学"。由大学士鄂尔泰和亲王弘昼督办，任命御医吴谦、刘裕铎担任总修官（相当于主编），陈止敬担任该书的经理提调官。为保证医书的质量，选派有真知灼见、精通医学、兼通文理的学者共同编纂，设纂修官14人，副纂修官12人，此外，还有审校官、誊录官等人员，共70余人参加了编写工作。作为总修官，吴谦认为，医经典籍以及历代各家医书，存在着"词奥难明、传写错误、或博而不精、或杂而不一"等问题，应予以"改正注释，分别诸家是非"。因而，编撰中，不仅选用了皇宫内廷所收藏的医书，并由朝廷颁布命令，广泛征集天下新旧医籍、家藏秘籍和世传良方，进行"分门别类，删剔驳杂，采撷精华，发其余蕴，补其未备"，汇编为医学丛书。至乾隆七年（公元1742年）成书，乾隆帝大悦，赐名为《御纂医宗金鉴》，并御赐编纂者每人一部书、一具小型针灸铜人作为奖品。

（十五）陈复正

1. 生平及主要学术成就

陈复正（公元1736~1795年），字飞霞，惠州府（今广东惠阳县）人。他从小机灵敏锐，知识渊博。对《周易》

卦象、《尚书·洪范》以及天文理数，确有心得。由于幼禀亏多病，他对医药怀有特殊的感情，对医家色脉之要，颇尝究心。他潜心钻研医经典籍，对《内经》《神农本草经》推崇备至。对传说中伊尹的创制汤液，皇甫谧的《甲乙经》、扁鹊的《难经》、张仲景的《金匮要略》、王叔和的《脉经》、陶弘景的《补阙肘后百一方》，也大加赞赏。对李时珍、张景岳、清代医学家喻嘉言的著作和主张，也加以肯定。他云游四方，深感人类中小儿稚弱可爱，尤须护持，而小儿病是比较难治的。他特对小儿病证治问题进行了专门的研究，广泛搜集前人的儿科著作，结合自己临床实践以实用为标准，"判其合离，析其同异、存其精要，辨其是非"于公元 1750 年辑录成书，名为《幼幼集成》。陈复正的《幼幼集成》至今儿科医生都很重视。日本《皇汉医学丛书·医籍考》《珍藏医书类目》《郑堂读书记》《中国医学史》等都略有记载和评述。由此可见，他的影响所及不仅是岭南一带，而且是遍及国内外医药界，尤其是他的治学态度，敢于揭破讹传，提出自己的确见，这是值得学习和借鉴的，所以说，他不愧为一代名医。

2.著作

《幼幼集成》成书于公元 1750 年，前四卷辑录了儿科各家的方论、民间验方以及自己的研究成果；后二卷专论痘疹，内容丰富，形式多样。夹叙夹议，有疏有注，图赋并茂，简明扼要，既易查对，又便于诵习。同时反映了陈复正的注重实际，反讹传的治学精神。在这论述指纹、惊风两个问题上，尤其突出。他用四句诗概括望指纹辨别疾病轻重的方法，即，"初起风关证未央，气关纹现急须防。乍临命位诚危急，射甲通关病势彰"。他还用三句话来说明观察指纹形色而辨别主病的方法，就是，"浮沉分表里，红紫辨寒热，淡滞定虚实"。

3. 轶事传奇

陈复正的思想属老子体系，崇尚恬淡自然，以慈悲为怀。他以道士身份云游，借医药济世。他行医48年，竹杖芒鞋行踪几半。他的医术越来越精，往往别的医生束手乏策，病人垂危，处于慌乱之际，他便飘然而至，慢条斯理地说不妨事，然后着手诊治。病人经过他的调理，很快就好了。遇到贫病交迫的人，看了病，不受酬谢；有急需调补的，甚至慷慨垫上参、术之类的补品。至于高贵人家，如恃势要挟，不合己意，尽管有压力他也不出诊。

（十六）陈修园

1. 生平及主要学术成就

陈修园（公元 1753~1823 年），中国清代医学家。名念祖，字修园，又字良有，号慎修，长乐（今福建长乐）人。陈修园自幼一边攻读儒经，一边学医，曾拜泉州名医蔡茗庄为师学医。乾隆五十七年（公元 1792 年）中举，曾任直隶省威县知县等职，在任上曾自选有效方剂救治水灾后罹患疫病的百姓。嘉庆二十四年（公元 1819 年）以病告归，在长乐嵩山井山草堂讲学，培养医学生，一时学医弟子极多。

不成规矩就不成方圆，陈修圆宗于《内经》《伤寒》等经典著作，他对古典医籍的钻研功力深厚，涉猎广泛，因此他的书籍正统，规范。他还长期从事中医的普及工作，将中医知识通俗化，为后学开启了登堂入室之门。

在医学理论上陈修园特别推崇张仲景，是维护伤寒派的中坚人物之一，也是继张志聪、张锡驹之后最有影响的尊经崇古派。在伤寒研究的争论中，认为王叔和重新编注的《伤寒论》已经把张仲景的学说完整地流传下来，不能随便改动和取舍。他在研究《伤寒论》《金匮要略》方面的代表著作有《伤寒论浅注》《金匮要略浅注》和《伤寒医诀串解》。前两书曾三易其稿，史书称其"多有发明，世称善本"。他还将《伤寒论》《金匮要略》两书中的方剂和治法编成《长沙方歌括》《伤寒真方歌括》与《金匮方歌括》，易于记忆、习诵，对后学理解《伤寒论》《金匮要略》很有帮助。

在临床治疗上，陈修园长于用温补脾肾的方法治疗杂病，不喜用寒凉滋阴的药物。他虽然承认滋肾丸、四生丸、清燥救肺汤等寒凉方剂能培补生气，是治疗"痨门"（肺结核一类消耗性疾病）不可少之方，但也只能暂用。而对保元方、六君子汤、五味异功散、归脾汤、附子理中汤等温热方剂则大赞其"补虚退热，进食除疾"、"益精气，扶元气"的功效，有"补火以致水之妙"。

2. 著作

陈修圆的有《南雅堂医书全集》，该书具有以《黄帝内经》《神农本草经》为基础，以《伤寒论》《金匮要略》为中心，博采众家之所长的整体结构。这套书内容比较完备，包括了经典的基础理论，诊断、方剂、药物和各种病症的治疗；写法上深入浅出，又多从临证需要出发，切合实用；文字清新流畅、浅显通俗，且多赋以韵脚，或作成歌括，易读易记。因此这套书利于自学，是中医普及教育的理想教材。

3. 轶事传奇

陈修园的时代，一般医生为了应付门诊，多半只学习唐、宋以来各个医家的药书、方书，想从中找出几个治病的药方，而对祖国的医学经典著作、理论著作和《内经》《难经》《神农本草经》以及《伤寒论》《金匮要略》等到著作并不感兴趣。更不愿为研究这些著作而下苦功夫。陈修园感到这股轻视中医基本理论的风气是不正常的。为了扭转这股风气，嘉庆二十四年（公元1819年），陈修园告老还乡，在福建省嵩山井上草堂讲学，不但把他数十年来研究这几部中医经典的体会传授给学生，而且，大力呼吁其他医学家也应对这方面的学习加以重视。听他讲课的人很多，来自全国许多地方。

一次，在北京碰到一个叫伊去林的人患中风证，半身不遂，昏迷不醒，十多天未进食，京城的名医都没有办法。陈修园诊断后，当即开药给病人灌服，病人不但醒了过来，还逐渐恢复了健康。这件事一举轰动京城，一时找陈修园看病的人盈门塞巷，络绎不绝。

（十七）吴瑭

1. 生平及主要学术成就

吴瑭（公元 1758~1836 年），字鞠通，江苏淮阴人，清代著名的温病医学家之一。19 岁因其父患病，求医无效而死去，深深地触动了吴瑭，他为自己不懂医术，眼看病魔夺取父亲的生命，感到非常难过，于是产生了学医的强烈愿望。经过数年的努力，他终于探索出一些规律和医治方法，于是他在继承了叶天士理论的基础上参古博今，结合临证经验，并于 1798 年著成《温病条辨》一书。他还著有《吴鞠通医案》等著作，他的著作对叶桂的温病著作作了丰富和提高，使温病学更加完整和系统化，他成为清代著名的温病医学家之一。吴瑭对中医学的贡献，在于对中医立法上的革新和理论上的完善，尤其对于温热性疾病的治疗，他对于理论的发挥和留下的诸多方剂，像银翘散、桑菊饮、藿香正气散、清营汤、清宫汤、犀角地黄汤等，都是后世医家极为常用的方剂。现在临床上使用的治疗温热病的方子，《温病条辨》方占十之八九。在划分中医"四大经典"的时候，有一种划法，就是将吴氏的《温病条辨》与汉代的《黄帝内经》《伤寒论》和《神农本草经》并列为中医必读的"四大经典"。可见该书在中医理论发挥上的重大意义。

2. 著作

《温病条辨》，成书于1798年，共5卷，是我国治疗温热病较有系统的一部温病学著作，对后世影响很大。他认为温病有9种，吴又可所说的温疫是其中最具传染性的一种，除此之外，另外还有其他八种温病，可以从季节及疾病表现上加以区分，这是对于温病很完整的一种分类方法。还创立了"三焦辨证"的学说，这是继叶天士，创立了卫气营血辨证方法之后，在中医理论和辨证方法上的又一创举。《温病条辨》对于温热性疾病的治疗，可以说使得中医的基本治法在外感病和热性病方面得到了进一步的完善。

（十八）王清任

1. 生平及主要学术成就

王清任（公元1768~1831年），又名全任，字勋臣。清代直隶省（今河北省）玉田县人。富有革新精神的解剖学家与医学家。

他从少年时期开始学医，由于学习刻苦，他很快就精通了医学理论，医术也很高明。他开过药铺，对许多药物的性味、功用都很熟悉。王清任根据自己丰富的实践经验，对疾病的病因、病理有独到的见解。他认为人的脏腑结构对医疗非常重要，认为"治病不明脏腑，何异于盲人夜行"，认为古医书中关于人体记述错误不少。他多次到疫病暴死者乱葬岗中和死刑场观察人体内脏结构，于 1830 年著成《医林改错》，附图 25 幅。王清任认为，我国古代医书中对人体脏腑的位置、大小和重量的描述并不确切。他曾在瘟疫流行的灾区观察未掩埋的儿童尸体 300 多例，逐一进行了解剖和观察，绘制了大量的脏腑图。他认为前世许多医书的讲法不正确，须改正。在临床医学上以活血化瘀为治疗原则，其所立活血化瘀方剂至今仍为中医临床广泛采用。活血化瘀法是祖国医学宝库中的一份重要遗产，从秦汉以来，活血化瘀法不断充实完善，而以清代王清任的学术成就尤为引人注目。他的学术思想不仅对中医内外妇儿各科作出了贡献，而且对针灸临床也有着重要的指导意义。针灸临床应用活血化瘀治则，最常用的操作手法就是刺血疗法。用三棱针刺血，或用梅花针叩刺出血，或叩刺出血后再拔上火罐以增加出血量。刺后可直接祛除血脉的瘀阻、排除瘀血，疏通经络。此外，他接受"灵机记性不在心在脑"之新"脑髓说"，并作了自己的发挥，其贡献巨大，值得肯定。他精辟地论证了思维产生于脑而不在心。"两耳通脑，所听之声归于脑，……两目系如线，长于脑，所见之物归于脑，……鼻通于脑，所闻香臭归于脑……"这些看法都与现代解剖学及生理学看法相近。

王清任治学态度十分严谨。主张医学家著书立说应建立在亲治其症万无一失的基础之上。他反对因循守旧，勇于实践革新，终成名于世。《医林改错》一书极大地丰富了中医学宝库。此书曾被节译成外文，对世界医学的发展也有一定影响。西方医学界称王清任为中国近代解剖学家。

2. 著作

《医林改错》，附图25幅。书中主要阐述了两方面的观点，其一便是"改错"，本书约有三分之一篇幅为解剖学内容，以其亲眼所见，辨认胸腹内脏器官，与古代解剖作比较，画出他自认为是正确的十三幅解剖图以改错。从一般的解剖形态结构及毗邻关系的大体描述论，王清任所改是十分准确的。他发现了颈总动脉、主动脉、腹腔静脉及全身血管之动静脉区分；描述了大网膜、小网膜、胰腺、胰管、胆总管、肝管、会厌及肝、胆、胃、肠、肾、膀胱等的形态和毗邻关系。这些是很有革新和进步意义的。记载了人体腔由膈膜分为胸、腹两腔，又改正了古图中肺有六叶两耳二十四管的错误，"肺有左、右两大叶，肺外皮实无透窍，亦无行气的24孔。"认为肝有四叶，胆附于肝右第二叶，纠正了古图肝为七叶的错误。另一主要内容主要表明了对人体气血的一个特殊的认识。他认为气与血皆为人体生命的源泉，但同时也是致病因素。不论外感内伤，对于人体的损伤，皆伤于气血而非脏腑。气有虚实：实为邪实，虚为正虚；血有亏瘀，亏为失血，瘀为阻滞。他认为瘀血是由于正气虚，推动无力造成的，故血瘀证皆属虚中夹实。在他治疗疾病的处方中，提出"补气活血"，"逐瘀活血"两个治疗方法，这就是活血化瘀的理论，迄今仍有实用价值。他创立的"血府逐瘀汤"等8个方剂，疗效显著。他创立和修改古方33个，总结出了气虚症状60种，血瘀症状50种。创制的药方治疗范围十分广泛。

（十九）王士雄

1. 生平及主要学术成就

王士雄（公元1808~1868年），字孟英，号梦隐（一作梦影），又号潜斋，祖籍浙江海宁盐官，迁居钱塘（杭州），中医温病学家。其毕生致力于中医临床和理论研究，对温病学说的发展作出了承前启后的贡献，尤其对霍乱的辨证和治疗有独到的见解。重视环境卫生，对预防疫病提出了不少有价值的观点。王士雄14岁时，父重病死后，他遵家训钻研医学，但终因家境贫困，于同年冬去婺州（今浙江金华市）孝顺街佐理盐务。白天工作，谋食养家，晚上"披览医书，焚膏继晷，乐此不疲"。学医之志愈坚。平时苦心攻读，手不释卷，上自《内经》《难经》，下迄明清诸先贤著作，无不深究极研，并能博采众长，融会贯通，打下了坚实的中医理论基础。

王士雄生活在西学东渐的时代，他对当时传入之西方医学持开明态度，不抱门户之见，有分析地吸取，并据理批评了中医界有些人尊经崇古、拒绝接受西说的守旧思想，反映了他善于吸取新知的治学精神。更值得指出的是，王士雄十分重视临床，注意从实践中求得真知。他平时诊务繁忙，广泛接触病人，从而积累了丰富的临床经验。清道光年间，江浙一带霍乱流行，王士雄不避秽恶，尽力救治，并于1838年写就《霍乱论》书稿。1862年，他旅居沪地，正值霍乱猖獗，而"司命者罔知所措，死者实多"，于是将原书重订，更名为《随息居重订霍乱论》，精心阐发前人有关理论，辑集生平经验，议病情，论治法，附医案，创新方，对霍乱的病因、病机、辨证、防治作出了系统论述。1852年著成《温热经纬》，使温病学说遂成系统，后世称他为温病大家。

2. 著作

《温热经纬》是王士雄的力作。温病学说到王士雄时代已有相当大的发展。他在大量临床实践的基础上，采取"以轩岐仲景之文为经，叶薛诸家之辨为纬"的编纂原则，辑集各家医论，阐发自己见解。使温病学说遂成系统，蔚为大观，可称集温病学之大成者。

《随息居饮食谱》1861年编著，详述330多种药食的性能和治疗作用，如称西瓜为天生白虎汤，用以清热解暑；梨汁为天生甘露饮，用以清胃润肺；甘蔗为天生复脉汤，用以清热养胃等等，并载述了许多民间食疗便方，是较为系统的食品营养和食疗专书，影响颇深。

《归砚录》（成书于1857年），1855年10月，王士雄携眷回到浙江盐官，赁屋而居，颜其草堂曰"归砚"。他感叹自父死后，即携一砚，游于四方，荏苒30年，此时仅载一砚归籍，而先前游医时多有所录，乘归里之际，作了整理，题曰该书评述前贤，更着眼于启迪后学，既介绍自己的临床经验，又博采诸家之长，很有实用价值。

《潜斋医话》多属临证心悟，有不少独到见解。他的医案记录详细，理法方药完备，深为医林所推崇。

此外，他编集的《潜斋简效方》《四科简效方》《鸡鸣录》，辑录了民间单方验方、历代效方及经亲自验证疗效确切者，深受欢迎。他还对其曾祖《医学随笔》、俞世贵增补之《愿体医话良方》、沈尧封《女科辑要》、魏玉横《续名医类案》、俞东扶《古今医案按选》、徐灵胎《医砭》及吴鞠通《温病条辨》等书进行诠注、串解，多有阐发。

3. 轶事传奇

王士雄学医 3 年之后，就开始为人治病。1824 年夏间，盐业主政周光远，27 岁，身体肥胖，肌肤白皙，一次登厕后，突然身冷汗出，口唇发白，声音低微。有些医生诊断为"中暑"，想用辛香开窍的方药。王士雄诊得患者脉象已是微软欲绝，知是阳气将脱，如再用辛开之剂，必加速危亡，于是力辟群议。众医笑他年轻无知，纷纷非难。幸病家懂医，认为王士雄说得有理，请他处方。由于一时购药不及，王士雄刚巧带有一块老姜，急令煎汁灌下，服后病情有了明显好转；接着用人参、黄芪、白术、甘草等药培补，获得痊愈。从此以后，人们有病常请他诊治，他也不负众望，挽救了不少危重病人，于是医名大震。

在婺9年后，王士雄回到了杭州。他踌躇满志，决心在医学上干一番事业。当时的杭城，多见温热病证，而医生常从伤寒论治，用药不是辛燥温散，就是厚腻滋补。请王士雄诊治的，大多是经其他医生误治后的复杂病证，他以高超的医术，救人无数。1836年春，四川石符生经杭途中患病，开始由陈姓医生治疗，症情加重，待王士雄至，已是神志模糊，肢凉体冷，口吐痰涎，小便涩少，脉沉涩滞，很难数清脉搏数。王士雄说，这是旅途感受风湿，没有及时清理解散，邪从热化，加上误服温补药物，致使气机窒塞，邪热漫无出路，烁液成痰，逆行上攻，所以有此危象。劝说病家不必惊慌，服些疏利清化药，痰去热清，病就会好的。药用黄连、黄芩、枳实、橘皮、栀子、淡豆豉、桔梗、杏仁、贝母、郁金、通草、紫菀、竹茹、芦菔汁等。服三剂患者即脱却险境，能起床行走，再调理10来天，就痊愈了。

第五章 近现代时期

一、时代特征

近代时期是中西医学的汇通及中医再发展时期，1840年的鸦片战争揭开了中国近代史的序幕，中国从此由一个独立的闭关自守的封建国家变为半殖民地半封建国家。在接下来的一百年的历史中，接连遭遇了第二次鸦片战争、中法战争、甲午中日战争、八国联军侵华战争和日本侵华战争等，被迫签订了一系列丧权辱国的不平等条约。中国民众饱受战乱之苦、中国政府渐渐丧失民族信心。已完成近代转型的西医药伴随着鸦片战争的枪炮声，伴随着西方先进的器物、制度、文化一起传入了中国。它的传播主体因为历史阶段的不同不断变化，先是充满宗教热情的传教士，然后是出洋留学的留学生，再就是在中国境内培养的西医，是他们把西医药传播到了中国的大江南北，深入到了中国社会的各个层次。西医药之所以对中国的影响不断扩大一是因为它有着相对于中医药的优势，同时也借了西方先进文化的东风，与世界近代化历史潮流的大背景也有一定关系。西医药的传入对存活和发展了几千年的中医药产生了严重冲击。近代以来，中国社会几度出现废除中医的意识潮流，越来越多的人选择西医药治病。当国人对西方事物的崇拜之情达到一种盲目的程度，作为中国优秀传统文化一部分的中医药不可避免地遭受了严重冲击。在医学界，西医们大多举着西医学的标尺来衡量中医，认为中医不科学，甚至欲置中医于死地。在社会舆论界，一些具有社会影响的政客学者纷纷发表废医言论对中医药进行了冷嘲热讽。在政府层面，1914年北京政府"教育系统漏列中医案"，1925年国民党政府拒绝全国教育联合会关于把中医纳入医校教育规程的申请，1929年国民政府"废止旧医以扫除医药卫生之障碍案"，以及后来《中医条例》的制定风波等，这些历史事件充分展现了近代中医的坎坷命运。面对这严峻的历史情境，中医界据理力争，奋起反抗，展开了一系列的自救行动。他们纷纷创办学校以培育中医人才，组织团体以研究中医学术，设立医院以诊治民众疾患、维护中医信仰，创办报刊以宣扬中医疗效、论战西医之诋毁。可喜的是，近代中医药尽管身处危难，中医药凭借其悠久的历史、顽强的生命力，还是取得了一些发展。随着中西方医学的激烈碰撞，中西医汇通学派和中医科学化思潮应运而生，对中医药的生存和发展做出了重要贡献。

中西医汇通学派的代表人物唐宗海、张锡纯等，承认中医学和西医学各有所长，提倡既学习西医先进之处，又要坚持中医学之长，如整体观、脏象、四诊八钢、辨证论治等，试图把中西医学术加以汇通，从理论到临床提出了一些汇通中西医的见解，形成了中西医汇通的思潮和学派。由于历史和自身的条件限制，中西医汇通派对中医学理论体系发展道路的探索，未能取得成功，但其经验教训，对今天实现中医学现代化不无启迪意义。

20世纪30年代初到新中国成立前，"中医科学化"成为中医学术界盛行的一种思潮，以陆渊雷、谭次仲为代表人物，他们主张中医科学化，必须吸收其他学科知识，用科学方法研究中医，对中医科学化的途径和方法也作了一定的探索，希冀宏扬光大中医学在科学上的真实价值。

1949年中华人民共和国成立后，政府指导医疗人员学习及汇通中医，发表"团结中西医以创造新的医疗系统"为政策指引。同时投入大量资源兴建学校、医院及研究中心，将中医药的执业转化为现代模式。大量的科学研究，取得了一些重要成果。从 20 世纪 50 年代开始，政府有计划有组织地加强中药的生产与供应，成立国家中药材总公司。鼓励各地查清本地中草药资源，有计划种植及采集中草药。此外，又对很多名贵中药进行人工试种试养，都取得良好成绩。1982 年《宪法》写入"发展现代医药和我国传统医药"。2006 年颁布的第一批非物质文化遗产保护名录，传统医药作为第九大类共 9 个项目列入名录。

党的十七大报告中又一次明确指出要"中西医并重"、"扶植中医药和民族医药事业发展"，在法律上和政策角度赋予中医合法的地位。

纵观近代中国的医疗格局，中医药自始至终都占据着重要地位，全国各地涌现出许多名中医。如中医药学家蒲辅周，"小儿王"周慕新，中医老年病学家岳美中，现代中医学家秦伯未等。

今天，中国仍然普遍接受中医治疗，大多数医院充分结合应用两方面的技术。主要的医学院亦提供双方面的医学教育，学生可选中医或西医为主修。然而医生们通常同时接受中西医疗培训。日常使用的中医疗法如针灸、推拿、汤剂及草药等，都增加了西方理论或设备的应用，这种混合医疗加强了各方面的能力。21世纪生命科学的发展给中医药学走向现代化提供了机遇，借助现代科学的理论、技术和方法，将中医药学的理论和实践与现代生命科学前沿相对接，是中医药学生存、发展的必由之路，而中医药学与现代生命科学前沿的对接，也必将为现代生命科学的发展提供新的领域和思路。

二、著名医家、著作及轶事传奇

（一）唐宗海

1. 生平及主要学术成就

唐宗海（公元1846~1897年），字容川，四川彭县人，中医七大派"中西医汇通派"创始人之一。生于清代同治元年，卒于民国七年，享年五十六岁。他先攻儒学，为诸生时在四川已经颇有名气。光绪年间举进士，他觉得，在纷乱的没世中，官场腐败至极，为官一任，不如汤药救人更切实际。中年之后则转而研究医学，主张兼取众家之长，"好古而不迷信古人，博学而能取长舍短"。同治十二年（公元1873年），唐宗海因父患血证多方求治无效后，开始潜心探索血证，经过11年时间写成《血证论》，集血证诊治之大成，创止、消、宁、补之要法，"实事实理，有凭有验"，可谓精辟独到，至今仍为临床医家诊治血证所遵循。此书一出，"名闻三蜀"、"声誉远播"。光绪十一年（公元1885年），《血证论》成书后的第二年，唐宗海39岁时中举，其后游学江南，医术扬名于沪，每有疑证问者，辄应如响，人俱惊为神奇。光绪十四年（公元1888年），中三甲进士，授礼部主事，奉旨赴京后医名大噪，誉满京华。后寓沪上，当西学东进时，他认识到西医、中医各有所长，力主汇通中西，厘正医道。便以中国古代医学理论为基础，吸取西医解剖学生理学知识，撰成《中西汇通医经精义》二卷，光绪十八年（公元1892年）刊印出版，成为中国医学"中西汇通"先驱者。游学广东时，《本草问答》和《金匮要略浅注补正》二书相继问世。光绪二十年（公元1894年），《伤寒论浅注补正》刊行。以上四书，加上《血证论》，辑成丛书《中西汇通医书五种》刊出，行销国内外，医名远播印支和南洋等地。

　　唐宗海于学术上颇有创见。一方面，他十分重视中医经典著作的学习，于血证深入探讨，颇有成就。另一方面，由于当时西方医学的传入，他试图以西医理论来解释祖国医学，进行中西医理论的汇通，虽然限于历史条件、科学水平，未有成就，但其革新、发展的思想是可贵的。其血证治疗的经验和原则，至今仍有很重要的实践价值。

2. 著作

著有《中西汇通医书五种》，包括《中西汇通医经精义》《伤寒论浅注补正》《金匮要略浅注补正》《血证论》《本草问答》等。其中，《血证论》《中西汇通医经精义》为其主要代表著作。

（二）张锡纯

1. 生平及主要学术成就

张锡纯（公元 1860~1933 年），字寿甫，祖籍山东诸城，河北省盐山县人，中西医汇通学派的代表人物之一，近现代中国中医学界的医学泰斗。出身于书香之家，自幼读经书，习举子业，两次乡试未中，后遵父命改学医学，上自《黄帝内经》、《伤寒论》，下至历代各家之说，无不披览。同时读了西医的一些著作。1893 年第二次参加秋试再次落弟后，张锡纯开始接触西医及其他西学。1904 年，中国废科举，兴学校，张锡纯成为盐山县唯一可教代数和几何学的教员。此时张氏开始接触西医及其它西学，受时代思潮的影响，张氏萌发了衷中参西的思想，遂潜心于医学。1900年前后十余年的读书、应诊过程，使他的学术思想趋于成熟。1909年，完成《医学衷中参西录》前三期初稿，此时他年近50，医名渐著于国内。1912年，德州驻军统领聘张氏为军医正，从此他开始了专业行医的生涯。1916年，奉天设近代中国第一家中医院——立达医院，聘张氏为院长。20世纪20年代初期，与江西陆晋笙、杨如侯、广东刘蔚楚同负盛名，称为"四大名医"。又和慈溪张生甫、嘉定张山雷齐名，被誉为海内"名医三张"。

张锡纯三十岁左右才学习"西人西书"，开始他喜欢西医讲解新异，后来钻研了十年，又认为西医新异文理，原多在中医包括之中。于是，中医包括西医之说，就成为他衷中参西工作的理论根据。所谓衷中参西，就是试图以中医为主体，沟通中西医，以发展祖国医学。他从理论到临床，从生理到病理，从诊断到用药，全面进行了尝试。就以他用药来说，多喜取西药之所长，以补充中医的不足。他认为，西医用药在局部，是重在病之标；中医用药求原因，是重在病之本。治病原就应当兼顾标本，因此中药西药可以配合使用。

在四十多年的治疗工作中，他不厌其烦，有始有终地建立了医案。他的医案于立案法度、记载项目，尤能要言不烦，简而不漏，首尾完整，层次也井然，可为医案的范例。他认为，积累医案和病历，是在实践中研究医学的一种重要方法，也是习医不泥于古的一个条件，他从中得益不少。后来，那些医案成了《医学衷中参西录》的一个组成部分。

当时，《奉天医学杂志》《上海中医杂志》《医界春秋》《杭州三三医报》《治口中西医学杂志》《新加坡医学杂志》等报刊，均先后聘他为特约撰稿人。他在这些报刊上发表了许多有创见的医学论著。后来，他汇集十八年的经验，在方后缀以诠解与紧要医案，又兼采西人之说与方中义理相汇通，编成了《医学衷中参西录》。这是他一生临床的经验总结，刻苦研究医学的心血结晶。

2. 著作

《医学衷中参西录》全书逾百万言，学者多感百读不厌，关键在于其内容多为生动详细的实践记录和总结，而绝少凿空臆说。其中张锡纯自拟方约 200 首，古人成方或民间验方亦约 200 首，重要医论百余处，涉及中西医基础和临床大部分内容，几乎无一方、一药、一法、一论不结合临床治验进行说明。重要方法所附医案多达数十例，重要论点在几十年临证和著述中反复探讨，反复印证，不断深化。因此，张锡纯被尊称为"医学实验派大师"。张锡纯生前，《医学衷中参西录》曾分期刊行，流传颇广，受到当时医学界的推崇与欢迎，被称为我国中医界"第一可法之书"。

3. 轶事传奇

张锡纯的实验精神突出表现在两方面，一是对药物的切实研究，二是临床的细致观察，以及详细可靠的病历记录。他认为，学医的"第一层功夫在识药性……仆学医时，凡药皆自尝试"。自我尝试仍不得真知，则求助于他人之体会。为了研究小茴香是否有毒，他不耻下问请教厨师。其他药物毒如巴豆、硫磺，峻如甘遂、细辛、麻黄、花椒等，均验之于己，而后施之于人。对市药的真伪，博咨周访，亲自监制，务得其真而后己。因此张锡纯用药之专，用量之重，为常人所不及。特别是他反复尝试总结出萸肉救脱，参芪利尿，白矾化痰热，赭石通肠结，三七消疮肿，水蛭散症瘕，硫黄治虚寒下利，蜈蚣、蝎子定风消毒等，充分发扬了古人学说，扩大了中药效用。他对生石膏、山萸肉、生山药的研究，可谓前无古人。

（三）谭次仲

1. 生平及主要学术成就

谭次仲（公元1887~1955年），佛山市张槎镇人，生于1887年，是佛山的名中医和医学理论家，中国近代的名医之一。谭次仲毕业于两广学堂英文专讲，做过英语教师。他教书之余刻苦自学传统中医理论，1933年，考取中医执照，开始了行医生涯。抗战前夕，他到广西行医，期间治好了不少病人。1933年，谭次仲出了《医学革命论战》一书，认为无论是中医或西医都是人类智慧结晶。中医学发展有几千年历史，已形成完整的理论体系，对中华民族的健康发挥了重要的作用。但他认为传统医学也有不足之处，如张仲景的《金匮要略》虽为治杂病之经典，方药很多，但其中就有很多不适用的。他提出对古代医书要进行科学的分类，取精华去芜冗。并提出中医科学化的问题，为弘扬民族传统医学做出了有益的贡献。谭次仲非常注意培养中医人才，在陈济棠主政广东时，他回到广州，提倡学习中医学，开设了函授和面授教育。5年来，招收学生200多人，有些人后来成了名医。

同样，他也认为西医学也是经过长期实践的结果，也是值得学习的。他提倡"中西医学应脱科学藩篱,打破从前阂隔",实现中西医交流,各取所长,走中西医结合的道路。为此,他在自己精通了中医以后,又开始向朋友学习西医学,成为一名名符其实的中西结合的医师,在临床应用中收到了较好的效果。1951 年,谭又考取了西医行医执照,1952 年,被聘为全国卫生科学研究委员会会员,1953 年,他当选为南海县人民代表大会的代表。1955 年,谭次仲去世,终年 68 岁。

2. 著作

从 1935 年起,他先后出版了《医学革命论战》《中药性类概说》《金匮削繁》等 9 部著作,受到当时医学界同行及广大读者的欢迎。如首集《医学革命论战》在广西梧州出版售罄,后来又在广州再版,重庆三版,成为当时的畅销书。

(四)蒲辅周

1. 生平及主要学术成就

蒲辅周(公元 1888~1975 年),原名启宇,1888 年1 月 12 日出生于四川省梓潼县长溪乡一个世医之家。祖父蒲国桢,父亲蒲仲思,都是精通医道、名闻乡里的医生。蒲辅周 7 岁开始上私塾，11 岁后在上小学同时，还由其祖父讲授医书。15 岁起，在祖父潜心教授下，他掌握了不少医药知识。于是，白天随祖父临床侍诊，入晚苦读到深夜。他以《内经》《难经》《伤寒论》《金匮要略》为基本研读之书，以《外台秘要》《千金方》及历代诸家之书为参考之学。经 3 年的苦读与侍诊，蒲辅周积累了一定的临床经验。18 岁便悬壶于乡里。他牢记前人"医乃仁术"之教诲，将名字改为辅周，取辅助贫弱、周济病人之意。四川解放后，受聘西南铁路医院，1955 年奉调中医研究院，开展科研、教学和医疗工作。1965 年任中医研究院副院长，曾任中华医学会常务理事，第三、四届全国政协常委，第四届全国人大代表，农工民主党中央委员。长期从事中医临床、教学和科研工作，精于内、妇、儿科，尤擅治热病，是我国当代著名中医药学家。蒲辅周伤寒、温病学说熔于一炉，经方、时方合宜而施。在几次传染病流行时，他辨证论治，独辟蹊径，救治了大量危重病人，为丰富、发展中医临床医学作出了宝贵的贡献。蒲辅周医术精湛，医德高尚，理论渊博，为千万患者解除了病痛，为中医事业作出了贡献，周恩来总理称赞他"高明的医生，又懂辩证法"，实为当代杰出的中医临床家。

2. 著作

其著作有《蒲辅周医案》《蒲辅周医疗经验》《流行性乙型脑炎》《中医对几种妇女病的治疗法》《中医对几种传染病的辨证论治》等多种。

3. 轶事传奇

为验证书本知识，蒲辅周还勇于实践。如早年对"十八反"产生疑问，曾用半斤蜂蜜加葱白四两，将葱白捣如泥和蜜拌匀，放置半天后，每小时给狗喂三分之一，狗吃后无异常反应，自己又亲口服用，仍安然无恙，证实了蜂蜜与葱白并不"反"。他也曾将海藻、甘草同服，经多次实验，证明海藻可与甘草同用，用于临床，发现其软坚消结之力更强。他还尝过甘遂配甘草，服后虽反应剧烈，但发现祛痰逐浊效果极好。

蒲辅周一向对自己严格要求，从不文过饰非。他早年在家乡行医，且已享有盛誉，但由于一次偶然的医疗失误，他便毅然停诊3年，闭门读书，反思自己的不足。期间，还以一个月的时间将借来的一部日人编著的《皇汉医学》一书抄毕读完，并感慨地说："外国人尚于中医有如此精深研究，中国人岂甘自卑"！其严于自律的精神，于此可见一斑。他为自己行为定下了三条准则：其一，好读书，必求甚解。见重点，作好笔记，加深记忆；有疑义，则反复查证，务求明辨。其二，谨授课，必有准备。讲原文则主题明确，论之有据；作分析则深入浅出，引人入胜。其三，慎临证，必不粗疏。问病情，则详察体认，明其所因；辨证治则胆大心细，伏其所主。他这种从严要求的治学精神，使他在临证时能分辨细微，审证诊脉之准确较他人更胜一筹。

（五）陆渊雷

1. 生平及主要学术成就

陆渊雷（公元 1894~1955 年）名彭年，江苏川沙人。民国元年（公元 1912 年）就读于江苏省立第一师范学校，从朴学大师姚孟醺学习经学、小学，于诸子百家、史、地、物理、算学等书无所不读。毕业后先后在武昌高等师范学校、江苏省立师范学校、国学专修馆、暨南大学、持志大学、中国医学院等处任教。授课之余阅读大量医书，研究中医各家学说。民国 14 年恽铁樵创办医学函授学校，陆渊雷拜恽为师，协助办校。又师事章太炎学习古文学及中医基础，深得两名家之教益。

陆氏受近代医学科学影响，提倡中西医汇通，主张中医宜积极吸收西学。民国 18 年与徐衡之、章次公创办上海国医学院，以"发皇古义，融会新知"为办校宗旨。聘章太炎为校长，自任教务长，亲自制订教学大纲并任课。编写《伤寒论今释》《金匮要略今释》教材，成书出版。是书以近代医学评述医经，独具见解，虽褒贬不一，但对中医理论不失为有价值之作。民国 21 年起陆氏在上海开业行医，临证以西医方法诊断，运用经方治疗，擅治伤寒等流行性热病及慢性肝炎、肿瘤等病。还应各地学者之请创设"遥从部"，函授中医理论，报名参加者甚众。并创办了《新生命杂志》。陆氏学识广博，蜚声医界，曾被中央国医馆聘为学术整理委员会委员。

解放后，陆氏历任上海市医学科学研究委员会副主任委员、上海市中医学会主任委员、上海市卫生局中医顾问、上海中医门诊所所长等职，并当选为全国人民代表大会代表。

2. 著作

陆氏一生著作甚丰，除《伤寒论今释》《金匮要略今释》外，尚有《陆氏医论集》《中医生理术语解》《中医病理术语解》《流行病须知》《伤寒论概要》《脉学新论》《舌诊要旨》等著述。

（六）岳美中

1. 生平及主要学术成就

岳美中（公元 1900~1982 年），名钟秀，号锄云，河北省滦南县人，中医学家。一生从事中医医疗和教学工作，较早地提出了专病、专方、专药与辨证论治相结合的原则。善用经方治大病，于中医老年病学领域，有新的创见。倡办全国中医研究班和研究生班，培养了一大批中医高级人才。多次出国从事重要医事活动，在国内外享有盛誉。

17 岁充任小学教员，岳美中积劳成疾，肺病咯血，教师职务也被辞退。岳美中在养病中萌发了学习中医的念头，乃购得《医学衷中参西录》《汤头歌诀》《药性赋》和《伤寒论》等书，边读边试着服药。经过年余的休养和服中药，肺病竟获痊愈。他亲自体验到中医确能治病，于是决心钻研医学，自救救人。

1935 年，任山东菏泽县医院中医部主任。1946 年赴北平参加考试，取得医师资格。建国后，任唐山市中医工会主任，唐山市卫生局顾问。1954 年，调任卫生部中医研究院筹备处门诊部副主任。1957 年，他曾作为首批中国医学代表团的唯一中医代表，访问日本，进行学术交流。1970年以后，岳美中除平日应诊以外，在国内承担着包括毛泽东、周恩来、叶剑英等在内的中央领导人医疗保健任务，受到国外的好评。曾任第五届全国人大常委会委员、全国政协委员会医药卫生组副组长、中华医学会副会长、中华全国中医学会副会长、中国中医研究院西苑医院内科主任等。

2. 著作

有《岳美中论医集》《岳美中医案集》《岳美中经方研究文集》《岳美中治疗老年病的经验》等著作。

（七）秦伯未

1. 生平及主要学术成就

秦伯未（公元1901~1970年），名之济，号谦斋，上海市人，现代中医学家，第二、三、四届全国政协委员等。秦伯未出身儒医世家，自幼酷爱文学和医学。1919年入上海中医专门学校，在名医丁甘仁门下攻读中医。1923年毕业后，留校任教，并在上海同仁辅元堂应诊，以治内科杂病见长，对虚痨痼疾尤精。1928年与杭州王一仁、苏州王慎轩等创办"上海中国医学院"，任教务长、院长，教授《内经》及内科。亲自编著多种讲义，并授课及指导实习。当时编印出版的《国医讲义》（6种）《实用中医学》（12种），大都是秦伯未通过中医教学实践反复修订的教案，切合临床实际，至今仍具有重要的参考价值。1930年，创办中医指导社，主编《中医指导丛书》、《中医指导录》杂志，开展学术交流和社会咨询，社员遍及国内外。1938年又创办中医疗养院，设内、外、妇、幼等科，有病床百余张，作为学生实习基地。1954年，秦氏受聘任上海市第十一人民医院中医内科主任。1955年调任卫生部中医顾问，并执教于北京中医学院，兼任中华医学会副会长、国家科委中药组组长、全国药典编纂委员会委员，还被推选为全国第二、三、四届政协委员。

秦伯未在学术上善于学习，强调正确认识中西医结合。他认为西医的诊断有时可助于对某些疾病的性质、发展和转归的认识。因此他在临床实践中，多参考西医的诊断，而以中医理论为指导进行辨证论治，充分发挥中医特色，常收到很好的疗效。但同时他又主张西医诊断只是仅供参考，而不能受其束缚，要有信心和勇气使用中医的理法方药去治疗，不宜失去中医之根本。秦伯未一生为中医事业的发展，勤勤恳恳，呕心沥血。为国家和人民作了大量工作，受到群众的尊敬和赞扬。

2. 著作

秦氏勤于著述，医文并茂。1921 年创办上海中医书局，自编医书医刊，校订古籍，整理出版。生平著作甚丰，达数百万字，较有影响的有《秦氏内经学》《内经类证》《内经知要浅解》《金匮要略浅释》《内经病机十九条之研究》《清代名医医案精华》《中医入门》《中医临证备要》《谦斋医学讲稿》等 50 余种。

3. 轶事传奇

秦伯未虽有丰富的临床效验，但时刻都不放松临床实践。他在奉调到卫生部工作一段时间后，为了能更加接近临床、搞好临床工作，主动从卫生部宿舍区搬出，举家迁居到北京中医学院附属东直门医院内。在医院工作期间，于带教同时承担着大量的临床工作，每周中两个半天在高干门诊应诊，一个半天在东直门医院病房查房，一个半天去北京医院查房；此外，还有大量的医院外会诊，所有这些，无疑大大丰富了他的临床经验。

尽管当时秦伯未已是著名的中医专家，但他始终保持着良好的医家风范，无论是外宾、侨胞，还是领导、群众有病，总是随请随到，一视同仁，一丝不苟。在每次会诊以后，总是将病人念记在心，主动打听治疗情况，甚至随访问候，对患者认真负责，真切关怀。

（八）周慕新

1. 生平及主要学术成就

周慕新（公元 1902~1979 年），字荣，号融，北京市人，生于 1902 年，卒于 1979 年。行医 50 余载，以擅长儿科著称于世，是近代中医名家之一，人称"小儿王"。周慕新 15 岁师从李秀生老中医，弱冠考取中医资历，后又选入清太医院医学馆学习深造。1920 年至 1922 年间，得前清太医院赵友琴、翟文楼等前辈指导。此后悬壶京城，初理大方脉，后专儿科，名噪京城。新中国成立后，先后在北京儿童医院、北京市第二医院中医科、北京中医进修学校附属门诊部中医科、北京中医医院、北京市东城区内务部街门诊部、北京市东四医院儿科、北京市鼓楼中医院儿科工作。

周慕新根据小儿疾病多伴有发热的客观事实，认为"发热为小儿疾病的第一证，必须牢记于心。"由此形成了他颇具特色的小儿热病辨治思想。临证之时周慕新"先分表、里、虚、实，再定卫、气、营、血"。至于邪在肺卫，或邪在卫气，或已入营血，或气血两虚，则据证立法遣药，灵活运用。

　　周慕新对治疗麻、痘、惊、疳儿科四大病症积累了丰富的经验，常以辛温之法医痘，辛凉甘寒治疹、熄风清心肝之热以定惊，健脾和血驱虫以疗疳。周慕新一生经验颇多，北京中医医院儿科根据他治疗咳喘的经验，研制了止嗽化痰定喘丸，沿用至今；北京鼓楼中医院儿科根据他的经验，研制了小儿止咳灵合剂，疗效显著。

2. 轶事传奇

　　1936 年北平基督教会总干事崔宪祥博士的爱女崔英奇，3 岁得麻疹并发肺炎，十分严重，协和医院治疗无效，孩子抽风昏迷病危。保姆不忍心，大胆建议请周大夫看看，因为崔博士是不信中医的。崔宪祥博士在没有办法的情况下只得试试看，结果周慕新用三四副药就把她从鬼门关拉了回来，这使美国医生很惊奇："想不到中国的苦咖啡能治好重病。"